To be a Smart
Healthcare Consumer

賢い
医療消費者に
なるために

Self–Healing, Self–Care, Self–Medication

セルフヒーリング、
セルフケア、
セルフメディケーション

Shinko Ichinohe, Ph.D.

一戸真子

社会評論社

賢い医療消費者になるために
To be a Smart Healthcare Consumer

セルフヒーリング、セルフケア、セルフメディケーション
Self-Healing, Self-Care, Self-Medication

目次
contents

はじめに——今なぜ、賢い医療消費者にならなければならないのか？……9

本書の構成……13

第1章　食と栄養 (Food and Nutrition) ——————— 15

1. 食育基本法……15
2. 食品成分表……16
3. 水分（Water）……19
4. 栄養素……21
   (1) たんぱく質（Protein）／21
   (2) 脂質（Lipid）／22
   (3) 炭水化物（Carbohydrate）／24
   (4) 食物繊維（Dietary fiber）／24
   (5) ミネラル（無機質）（Mineral）／25
   (6) ビタミン（Vitamin）／29
   (7) ファイトケミカル（フィトケミカル）（Phytochemical）／32
5. 食品機能性表示制度の開始……33
6. 食品衛生管理の国際標準化…36
7. 食品の安全性に関する国際標準化……38
8. 原料原産地表示制度、地理的表示保護制度……39
9. 「和食」のユネスコ認定と日本文化……42

第2章　メディカルハーブ（Medical Herb）——————— 45

1. メディカルハーブとは……45
2. メディカルハーブと統合医療……47
3. 自然療法としてのメディカルハーブ……49
4. メディカルハーブの特徴……50
5. アスピリンの誕生とハーブの関係……51
6. 代表的なメディカルハーブ……52
   (1) ガーリック（Garlic）／52
   (2) ジンジャー（Ginger）／53
   (3) ジンセン（オタネニンジン、アメリカニンジン　Ginseng）／54
7. メディカルハーブビジネス……54

第3章　セルフメディケーション（Self-Medication）——————— 57

1. 薬事法を理解する……57
   (1) 医薬品の定義／58

⑵ 医薬品の種類と効能／60
　2. 一般用医薬品の分類と販売方法……66
　3. 後発医薬品（ジェネリック医薬品）……68
　4. サニタリー・ライフケア商品……69
　5. サニタリー・ライフケア業界分析……72
　6. 健康サポート薬局について…73
　7. セルフメディケーション税制の開始で高まる
　　 薬局やドラッグストアの役割……75

第4章　休養・リラクゼーション（Rest・Relaxation）————— 79

　1. 現代はストレス社会……79
　2. 生体に備わっている恒常性（ホメオスタシス）の働き……80
　3. マインドフルネス……82
　4. ホルモン（Hormone）を理解する……84
　5. ヒトの主なホルモンと内分泌腺……86
　　⑴ 視床下部／86
　　⑵ 下垂体（脳下垂体）／86
　　⑶ 甲状腺／88
　　⑷ 副甲状腺／88
　　⑸ 膵臓／89
　　⑹ 副腎皮質・副腎髄質／89
　　⑺ 腎臓／91
　　⑻ 性腺／91
　6. スーパーホルモンは副腎で生成される……93
　7. ワーク・ライフ・バランスの重要性……94
　　【参考】仕事と生活の調和（ワーク・ライフ・バランス）憲章／95
　8. ヒーリングビジネスについて……100
　9. アロマテラピー……102
　　⑴ アロマテラピーの歴史／103
　　⑵ 精油／103
　　⑶ 精油の作用／104
　　⑷ アロマテラピーの利用方法／106
　10. 睡眠の質……107
　11. ヨーガを取り入れた心身の浄化……110
　12. カラーセラピー……111
　13. アニマルセラピー……112
　14. 音楽療法……113
　15. 化粧療法……114
　16. 園芸療法の積極的活用……115

第5章 ヘルスケアシステムとプロフェッション
(Healthcare System and Profession) —————— 117

1. わが国のヘルスケアシステムの特徴……117
2. 憲法第25条と社会保障……118
   - (1) 憲法／118
   - (2) 社会保障／118
   - (3) 現在の社会保障に求められる基本的な考え方／119
3. 医療保険制度と診療報酬制度……120
   - (1) 医療保険制度／120
   - (2) 診療報酬制度／122
   - (3) 患者申出療養制度の開始／123
4. 介護保険制度と地域包括ケア……125
   - (1) 介護保険制度／125
   - (2) 地域包括ケアシステムの構築／127
   - (3) 医療介護総合確保推進法／128
5. 医療の専門機関に関するルール……130
   - (1) 病院と診療所の違い／130
   - (2) 医療法の改正／131
   - (3) 医療法の改正が医療機関に与える影響／131
   - (4) 病床の特徴／135
6. 保健・医療・介護・福祉各専門職……136
   - (1) 医師・歯科医師／137
   - (2) 薬剤師および臨床工学技士／139
   - (3) 保健師・助産師・看護師等／140
   - (4) 理学療法士及び作業療法士／141
   - (5) 社会福祉士、介護福祉士および精神保健福祉士／142
   - (6) ケアマネージャー（介護支援専門員）／143
7. 医療機能と組織……144
   - (1) 外来部門と病棟部門／144
   - (2) 検査部門および医用画像・放射線部門など／146
   - (3) 手術・集中治療部門／147
8. チーム医療の実践と診療の質の重要性……147
   - (1) 精神科リエゾンチーム／148
   - (2) 栄養サポートチーム／148
   - (3) 診療の質の重要性／148

第6章 隠れたヘルスケアシステム (Hidden Healthcare System) —————— 153

1. 中国伝統医学……153
2. アーユルヴェーダ……155
3. ユナニ医学……157

4.『養生訓』……159

5. 世界有数の温泉大国日本……161

第7章　医療のグローバル化（Globalization of Medicine・Healthcare）— 163

1. 患者の権利（Patient's Right）……163

2. 患者の権利の根拠……164

　⑴ 患者の権利に関する WMA リスボン宣言／165

　⑵ 医の国際倫理綱領／167

3. クオリティ・オブ・ヘルスケア（QOH）……168

4. 患者の知る権利と患者安全……170

　⑴ 医療機能情報提供制度／171

　⑵ 医療事故調査制度／173

5. 患者とその家族の移動—メディカルツーリズム……174

6. グローバルヘルスケアに対する評価の流れ……175

7. Joint Commission International（JCI：USA）……179

8. 感染症への理解を深める……181

　⑴ 感染症の成立と対策／182

　⑵ エボラ出血熱／185

　⑶ 院内感染／186

　⑷ 生物多様性／188

　⑸ 生命とは？／190

おわりに―― 賢い医療消費者に求められる7か条……193

あとがき……199

参考文献……201

索引……205

はじめに——今なぜ、賢い医療消費者にならなければならないのか？

　人間の一生を考えてみると、たいていの場合、誕生から乳幼児期を経て学童期までは両親や祖父母等の家族と共に、食事や身の回りの世話をしてもらいながら成長を続けます。そして個人差はありますが、義務教育終了後あたりには、自我がしっかり芽生え、自分の趣味嗜好などがはっきりとしてきて、毎日のライフスタイルにおいての意思決定を自らが行い、自らの意思で将来に関係する様々な諸行動をとるようになります。

　一般的には、将来進みたい職業や夢を持つようになり、進路を決定し、受験勉強やスポーツ練習等に励むことになります。また資本主義経済の下ではお金が必要ですので、収入を得る何らかの方法を私達は身に付けていくようになります。好きなものを購入する、好きなことをして時間を費やす、あこがれの職業に就く、愛する家族とともに暮らす等、人間は様々な欲求を持ち、それらを達成するために日々生きています。

　このように私達人間は、幾通りものニーズやビジョンを描きながら、個々人が自分だけの世界でたった一例しかないオリジナルの人生の物語を描いていくのですが、その過程でどのような夢を持とうが、どのような仕事をしようが、一度しかない人生を後悔しないように生きるためには、心身ともに健康であることが最も基本的で重要なことであることについての確認がまず必要です。夢の実現に長い年月が必要な場合、心身ともに健康でなければ達成できないことも多く、また愛する家族と大切な時間を共有したければその時間は長いほどよいということになり、健康を保持していることが大変重要になります。

　また、人間の一生のうち、一度も病気もケガもせず健康そのもので、要介護状態にもならず、意思決定能力も保持し、長寿を全うできることが最も人間にとっ

て理想的な人生と言えますが、残念ながら将来病気になるかならないか、どのような疾患にり患するか、病気になるのはどの年齢の時か、要介護状態になることは自身の人生の中であるのかないのか、などについてははっきりと予測することは不可能です。もちろん、予防をしっかりとし、健康的なライフスタイルを送ることによってある程度は予測可能なこともありますが、100％とは言えません。つまり言い換えると、私達すべての人間が誰しも軽い風邪からがんやその他様々な病気を経験するという前提で考える必要があるということです。また、自分の身の回りのことは自身で何でも出来なくなった場合でも、人生最期の時を迎えるまで、毎日の生活が幸せであると実感できるかどうかについて知恵をもたなければならないのです。

　賢い医療消費者（Smart Helthcare Consumer）とは、できるだけ健康を保持増進できるようにするための保健や健康に関する知識を身に付け、理解し、納得し、実践できる能力を身に付けており、最も質の高いサービスをできるだけ低価格で購入し、損な買い物をしない消費者のことです。毎日の疲れを出来るだけ残さないよう、十分な睡眠や休養をとり、自身の心身の状態を十分に把握し、心身を癒してあげる、すなわちセルフヒーリング能力（Ability of Self-Healing）を保持している人々が賢い医療消費者と言えるでしょう。また、いざ自分自身や家族が病気や要介護状態になった際に、医療や介護に関するある程度の知識を持ち、質の高い医療や介護サービスを受け、ストレスに対処し、病気と向き合い、闘うことができる能力、つまり高いセルフケア能力（Ability of Self-Care）を身に付けている人々が賢い医療消費者と言えるでしょう。更に、適宜薬局などのサプリメントや薬を上手に活用し、自分の心身をできるだけ最高の状態に戻すための能力すなわちセルフメディケーション能力（Ability of Self-Medication）を身に付けるために必要と思われる知識や情報を習得することはあらゆる世代の人々にとって今後より重要になってくると思われます。セルフケア（Self-Care）は、セルフヒーリング（Self-Healing）やセルフメディケーション（Self-Medication）も包含した概念ともとらえることができます。このような各能力を兼ね備えている人々が、賢い医療消費者（Smart Helthcare Consumer）なのです。

　これまでの医療従事者―患者関係においては、医療の専門家である医師をはじ

めとする医療従事者に対するお任せ医療が永らく続いてきましたが、残念ながら、医師は患者と運命共同体ではなく、医師は病気の種類や特性、治療方法についての知識は十分に持ち合わせていますが、実際に病気とどのように向き合い、その後の人生をどのように生きるかを決定するのは患者自身でなければならないのです。なぜならその結果によってその後の人生を左右されるのは医師ではなく、患者とその家族自身だからです。医師は患者の性格や思考傾向、内面の深層心理までは、専門家であればある程度は理解できますが、すべて把握することは難しいと思われます。最も自分自身を知っているのは患者自身です。その意味においては、自らの心身に関する主治医は患者自身と言えるでしょう。

　また、医師も人間であり、倫理観や人間観は医師個々人によって異なっています。自身の技術や勉学に対する厳しさ、患者に対する愛情の深さや正直さ等には個人差があるはずです。我が国の医療保険制度では、国民皆保険制度というすべての国民に医療サービスが標準的に提供されるすばらしい仕組となっていますが、診療報酬上医師の能力は標準化され、一定であるとされ、医師個人の資質や能力は十分に診療報酬に反映されない仕組みとなっています。医療保険制度により一部負担ではあっても、患者は対価を支払って医療や介護サービスを受けていることを考えると、他の消費活動と同様に、自然により質の高いものに対価を支払いたいと誰しもが思うはずです。賢い医療消費者とは、健康や医療、介護など広くヘルスケアを取り巻く諸サービスに対し、十分な知識を兼ね備え、より質の高いサービスに対する評価の視点を持ち、自らにとって最善の意思決定と行動を選択することができる人々なのです。

　本書を読み終えた後には、健康や医療等に対する情報を得て、自らのライフスタイルの見直しや、病気や医療観の変化を伴い、賢い医療消費者として、自らの夢やビジョンを実現し、毎日を明るく幸福に過ごせる人々が一人でも増えてくれることを期待しています。

本書の構成

　ヘルスケア分野は大変広く多岐に渡っているため、本書の内容は主に栄養、セルフメディケーション、医療について扱うこととします。本書では主に、食事などの栄養素からサプリメント、市販薬から病院や診療所における医師による処方に関し、賢い医療消費者として是非知っておいていただきたいことを中心にまとめました。「医食同源」と言われるように、健康な時には、私達は毎日の生活において食事などから栄養を体内に取り入れています。現代社会の食生活では十分に補うことが出来ない栄養素などはサプリメントという形で摂取している場合が多くなってきました。また、風邪や様々な諸症状に対し、市販薬によりセルフメディケーションを行っている場合が大変多くなっています。自覚症状が強くある、不安等が高まると、病院や診療所を受診し、医師を中心とする専門家による治療やケアを受けていることが一般的です。

　本書の構成は、7章構成（第1章　食と栄養、第2章　メディカルハーブ、第3章　セルフメディケーション、第4章　休養・リラクゼーション、第5章　ヘルスケアシステムとプロフェッション、第6章　隠れたヘルスケアシステム、第7章　医療のグローバル化）となっており、それぞれの場面において賢い医療消費者として様々な意思決定をする際に役立てていただきたい内容が含まれています。私達人間は動物であり、様々な行動を通して、健康を保持し、諸活動を行うことにより人生を生き抜いていくわけですが、毎日の生活の中での運動の重要性や意味、様々な種類や特徴については別の機会にご紹介したいと思います。賢い医療消費者は、人体をよく理解し、エクササイズやフィットネスにはどのような心身に対する効果や意味があるかについての理解を深めて日常の諸行動を決めることが今後はより重要となってくると思われます。「健康寿命」の言葉が意味す

るように、できるだけ寝たきりにならず、自立できる期間が長いことがよりよく生きるためには大切なこととなってきました。しかしながら、介護を必要とする人々も増加し、介護サービスを受けながらも、多くの人々が明るく、笑顔で生命の質（Quality of Life）を高められるようにすることが今後は益々重要になってきています。さらに、近年では、第三次予防がより重要となってきました。病気を経験し、病院や診療所に入院した患者さんは、できるだけ早く社会復帰し、もとの日常生活に戻れるよう、積極的なリハビリテーションを行いながら心身ともに自立していくことが重要になってきました。リハビリテーションの多くは、自らの意思が大切です。痛みやつらさに耐え、現状をしっかりと認識し、生きる希望と目標を再設定するために、どのようなことが求められるかについても議論が必要です。

　近年、死因の上位を占めているのは生活習慣病が多く、人々のライフスタイルそのものが病気のり患や回復に影響を及ぼしていることが分かってきました。これまでのやや臓器中心の西洋医学を主とする現代医学のみではすべての病気に対する攻略が十分ではなく、相補（補完）・代替医療と呼ばれる、医学史に根拠を置く、地球上の様々な国や地域において栄えた英知を見直し、再結集する動きも盛んになってきました。本書では必要に応じて、相補（補完）・代替医療についてもご紹介しています。多くの人々が人生に様々な目標や生きがいを持ち、健康を保持・増進し、時には病気や障がいを克服できるよう、本書を活用していただければ幸いです。「知は力なり Knowledge is Power」です。

第1章 | 食と栄養
(Food and Nutrition)

　私達をはじめとする多くの地球上の生物は、主に食べ物からエネルギーを得て、新しい細胞を作ったりして生命を維持しています。言い換えると、食べることは、病気などにより口から摂取できない場合を除いて、生きていくために必ず必要なことであり、毎日続き、一生欠かすことができない最も重要なことです。「医食同源」と言われるように、毎日の食事の内容は、私達の心身にとって大変大きな意味を持ちます。つまり、言い換えると、何を食べるかによって、私達の心身に様々な変化がもたらされるということになるのです。薬と食物の大きな違いは、医師の処方箋なしで購入できる一般薬を除き、薬は医師である専門家が必要性について判断し、また公的医療保険で大部分はカバーされるため、標準化されているのに対し、食物は、完全に自由市場において、消費者が自ら意思決定し、選択し、購入しているものであるところが決定的です。つまり、消費者が毎日何を購入するかは全く任されており、健康的な食事をとるか、あるいは不健康なものを摂取するかについては専門家の指導なしで毎日消費者自身により意思決定されているのです。消費者は食事に関する処方を毎日自身で行っているのです。

1．食育基本法

　健康日本21の推進に伴い、2003年5月から国民の保健の向上を目的とした「健康増進法」が施行されています。健康増進法は、栄養改善法の内容を引き継いだものであり、栄養は私達人間が生きるために大変重要であり、かつ根幹と

なるものですが、生活習慣病の発症には食生活との関連が深いことから、健康的な食生活の実践は一次予防に役立つことが次第に明らかになってきています。国民が生涯にわたって健全な心身を培い、豊かな人間性を育むことができるよう、2006年3月に「食育基本法」が制定され、食育推進基本計画が策定されています。

「食育」の基本としては、2000年にすでに「食生活指針」が厚生労働省、農林水産省、文部科学省の連携により策定されています。具体的には、①食事を楽しみましょう、②一日の食事のリズムから、健やかな生活リズムを、③主食、主菜、副菜を基本に、食事のバランスを、④ごはんなどの穀類をしっかりと、⑤野菜・果物、牛乳・乳製品、豆類、魚なども組み合わせて、⑥食塩や脂肪は控えめに、⑦適正体重を知り、日々の活動に見合った食事量を、⑧食文化や地域の産物を活かし、ときには新しい料理も、⑨調理や保存を上手にして無駄や廃棄を少なく、⑩自分の食生活を見直してみましょう、の10項目ですが、食品は新鮮なものほど栄養価が高い場合も少なくありません。今後は、⑧の役割を果たすべく、地域性を大切にすることも重要であると思われます。

健康的な食生活に関する知識を十分身につけることができたとしても、実際に行動変容しなければ効果は期待できません。そのためには支援する環境づくりもより大切になります。

2．食品成分表

人間は常に食品から栄養素を摂取することによって、栄養状態や体組成を維持しています。人間の細胞や組織は栄養素によって構成されており、また、食品も栄養素の集合体なのです。人間は、生まれたときから死ぬときまで、生命活動を維持するために、食品に含まれる栄養素を絶えず摂取し続けています。生体が必要とする全ての栄養素を、生体に過不足ない量で含む完全食品は残念ながら存在しないため、各食品の栄養成分の特徴を理解する必要があります。

食品に関しては、日本では、専門家によって検討作業が行われ、示されている「食品成分表」があります。日本食品標準成分表は時代とともに改定されてき

表 1　日本食品標準成分表の沿革

名称	公表年	食品数
日本食品標準成分表	昭和 25 年（1950 年）	538
改定日本食品標準成分表	昭和 29 年（1954 年）	695
三訂日本食品標準成分表	昭和 38 年（1963 年）	878
四訂日本食品標準成分表	昭和 57 年（1982 年）	1,621
五訂日本食品標準成分表	平成 12 年（2000 年）	1,882
五訂増補日本食品標準成分表	平成 17 年（2005 年）	1,878
日本食品標準成分表 2010	平成 22 年（2010 年）	1,878
日本食品標準成分表 2015 年版（七訂）	平成 27 年（2015 年）	2,191

出典：食品成分表　2016

ており、1950 年に最初に公表されてから現在までに 7 回の改定が行われてきていますが（表 1）、改定ごとに食品数が増加しているのが分かります。戦後に制定されてから 65 年の間に約 4 倍の食品数になっています。現代は、昔に比べ食品の種類がかなり多くなっているということが言えます。「日本食品標準成分表2015 年版（七訂）」は、2015 年 12 月に文部科学省科学技術・学術審議会資源調査分科会より公表されました。食品成分表は世界各国で作成されており、データを比較することも可能になってきています。よりよい食生活に活用されることが期待されています。

　日本食品標準成分表（2015 年度版：七訂）は、表 2 のような分類となっており、全部で 18 の食品群に区分されています。分類ごとの食品数を見ると、魚介類の種類が大変多く、次に野菜類となっています。魚介類はさらに、①魚類（Fishes）、②貝類（Shellfishes）、③えび・かに類（Prawns, Shrimps and Crabs）、④いか・たこ類（Cephalopods）、⑤その他（Others）、⑥水産練り製品（Fish Paste Products）に細分類されます。①魚類（Fishes）の中には、一般的に知られている魚からあまり馴染みのないものまで実にたくさんあります。普段スーパーなどで見かけ、多くの人々が購入している「あじ」を例にとっても、まあじ、まるあじ、にしまあじ、むろあじなどがあり、それぞれのあじごとに含まれる成分がやや異なっています。また調理方法によっても異なり、生の場合、焼き、水煮、開き干し、蒸し、燻製、から揚げなど様々な方法があり、各成分が異なっています。

第 1 章　食と栄養　　17

表 2　日本食品標準成分表 2015 年版（七訂）における食品群と食品群別収載食品数
Standard Tables of Food Composition in Japan 2015 (Seventh Revised Edition)

合計 2,191

	食品群		食品数
1	穀類	Cereals	159
2	いも及びでん粉類	Potatoes and Starches	62
3	砂糖及び甘味類	Sugars and Sweeteners	27
4	豆類	Pulses	93
5	種実類	Nuts and Seeds	43
6	野菜類	Vegetables	362
7	果実類	Fruits	174
8	きのこ類	Mushrooms	49
9	藻類	Algae	53
10	魚介類	Fishes and Shellfishes	419
11	肉類	Meats	291
12	卵類	Eggs	20
13	乳類	Milks	58
14	油脂類	Fats and Oils	31
15	菓子類	Confectioneries	141
16	し好飲料類	Beverages	58
17	調味料及び香辛料類	Seasonings and Spices	129
18	調理加工食品類	Prepared Foods	22

出典：食品成分表　2016

　成分表には、食品ごとに含まれる成分が示されており、具体的には、可食部 100 g あたりのエネルギー、水分、たんぱく質、脂質、炭水化物、灰分、各種無機質、各種ビタミン、食塩相当量、アルコールが表示されています。脂質はさらに、トリアシルグリセロール当量、脂肪酸、コレステロールにも細分類されており、また炭水化物はさらに糖質と食物繊維（水溶性、不溶性）に分かれています。

　私達は、毎日の生活の中で様々な食品を購入していますが、果たして、これらの分類表が頭に入っていて、どの食品をどれくらい摂取しているか理解しているでしょうか。バランスのとれた食品の購入には、これらの食品の分類を理解しておくことが賢い医療消費者には今後益々求められてくると言えます。

3．水分（Water）

　私達が生きていくためには、水と酸素は欠かせません。水分は、食品の性状を表す最も基本的な成分の一つであり、食品の構造の維持に寄与しているとされています。人体の約60％は水で構成されており、1日に約2リットルの水を摂取し、そして排出しています。2リットルのペットボトルの重さを考えると、私達の体は、相当な量の水分が出入りしていることが容易にわかります。この水の収支バランスを保つことにより、体の各細胞が正常に機能することができているのです。通常、私達人間は、水分の約2分の1を食品から摂取しているとされています。水分は生命が生きていく上で最も大切と言えます。

　水の働きとして、主に①溶解作用、②運搬作用、③体温保持の3つの働きがあります。水の溶解作用とは、体内で行う化学反応がすべて水に溶けて初めて進行することです。水の運搬作用とは、体内における物質の移動、細胞内外の移動をつかさどり、老廃物の排泄や栄養物質の運搬をすることです。水の体温保持とは、水は比熱が大きいため気温や室温が低下しても体温は低下しにくく、また、体温が高くなると、皮膚より汗を出し、気化熱を奪わせ、効率的に体温を下げることです。水が私達の身体にとって大変重要であることが分かります。

　地球は水の惑星であり、地球の約70％を海水が占めており、地球上に住むあらゆる動植物は水からの恩恵を受けています。前述したように、人体の約60％は水で構成されており、水には昔から体を治療する力があると信じられてきており、それほど水は人体にとって大切なものなのです。

　「ルルドの泉」という場所を聞いたことがあるでしょうか。フランスピレネー山脈のふもとにある聖地ですが、これまでに世界中から病気治療のため、湧き出る水を求め訪れており、「奇跡の水」と言われています。科学的に十分証明されたとは言えませんが、教会には実に多くの病気が治癒または回復したという症例が報告されており、厳密な医学の専門家達による「奇跡・超自然的（miraculous）」と認定された症例数はこれまでに約70ほどあります。

　国連総会においては、2005年〜2015年を「命の水（Water for Life）」国際活動

年とすることが宣言され、国連総会においては、安全で清浄な飲料水及び公衆衛生が、人生の豊かさ、およびその他のすべての人々にとって不可欠な人権の一つとして宣言されています。しかし残念ながら近年では、異常気象等により水による被害も世界中で増大しており、自然の予測不可能性や脅威を感じている現状となっているのも事実です。ナチュラルミネラルウォーターの国際基準については、コーデックス規格（CODEX）が存在しており、また世界保健機関（WHO）による飲料水水質ガイドライン（Guidelines for Drinking-water Quality 4th edition, 2011）も出されており、消毒、微生物学的観点、化学的観点、放射線学的観点、臭味等の各視点による総合的に安全な飲料水のための枠組みが提示されています。

　実際には、ミネラルウォーターの分類や定義は、国や地域によってやや異なっているのが現状です。わが国では、「ミネラルウォーター類（容器入り飲料水）の品質表示ガイドライン（農林水産省）」が出されており、ミネラルウォーター類の製造者には、一括表示事項（①品名、②原材料名、③内容量、④賞味期限（品質保持期限）、⑤保存方法、⑥採水地、⑦使用上の注意、⑧使用方法、⑨製造者等、輸入にあっては⑩原産国名）が求められています。また、禁止事項として、①医薬品的な効能効果を表示し、又は暗示する用語、②ナチュラルウォーター、ナチュラルミネラルウォーター以外のものに対する「自然」、「天然」の用語及びこれに類似する用語、③一括表示事項又はその他の表示事項の内容と矛盾する用語、④その他内容物を誤認させるような文字、絵、写真その他の表示を禁じています。

　さらに品名の定義では、特定の水源から採水された地下水を原水とし、沈殿、濾過、加熱殺菌以外の物理的・化学的処理を行わないものが「ナチュラルウォーター」、ナチュラルウォーターのうち鉱化された地下水を原水としたものにあっては、「ナチュラルミネラルウォーター」、ナチュラルミネラルウォーターを原水とし、品質を安定させる目的等のためにミネラルの調整、ばっ気、複数の水源から採水したナチュラルミネラルウォーターの混合等が行われているものは「ミネラルウォーター」とし、これら以外のものには「飲用水」又は「ボトルドウォーター」と記載することとされています。

　日本ミネラルウォーター協会によると、ミネラルウォーター等の国内生産は増

加傾向にあり、これまで輸入のシェアが10年前の2割程度から最近では1割程度と減ってきており、国産のミネラルウォーターの伸びが大きくなってきていると言えます。今後は、やや複雑ではありますが、賢い医療消費者が、正しい知識をもって自ら選択し、市場が活性化することが期待されているのです。

4．栄養素

　私達人間の体は、たくさんの元素で構成されています。その中でも、酸素（O）、炭素（C）、水素（H）、窒素（N）の4元素が体の9割以上を占めており、残りの数パーセントがミネラルなどとなっています。これらの各元素の組み合わせにより、先に述べた水分や、たんぱく質、脂質、炭水化物を作り、人体を構成しているのです。各食べ物の中に含まれる成分を栄養素と言い、特に重要な「たんぱく質」、「脂質」、「炭水化物」を三大栄養素と呼び、さらに、これらの三大栄養素に「ミネラル（無機質）」、「ビタミン」を加えたのが五大栄養素です。

（1）たんぱく質（Protein）

　たんぱく質は、アミノ酸の重合体であり、人体の水分を除いた重量の2分の1を占めています。主な働きは、筋肉や臓器、酵素やホルモン等の材料、栄養素及びエネルギー源等として重要な生理機能に関わっており、不可欠な栄養素です。たんぱく質は、多数のアミノ酸がペプチド結合して構成されている高分子化合物です。アミノ酸は20種類あり、アミノ酸が2個以上結合したものをペプチド、一般に約10個以下結合したペプチドをオリゴペプチド、それ以上をポリペプチドといい、たんぱく質はポリペプチドに属しています。ペプチドは、ホルモン作用、神経伝達作用、抗菌作用など、様々な生理・活性作用を持っていて、私達の生命維持のために体内で大切な役割を果しています。

　20種類のアミノ酸の中には、体内で合成されないかまたは十分に合成されないため必須アミノ酸（不可欠アミノ酸）として、9種類のアミノ酸（①イソロイ

第1章　食と栄養　　21

シン、②ロイシン、③リシン（リジン）、④メチオニン、⑤フェニルアラニン、⑥トレオニン（スレオニン）、⑦トリプトファン、⑧バリン、⑨ヒスチジン）があります。非必須アミノ酸は、グリシン、アラニン、セリン、アスパラギン酸、グルタミン酸、アスパラギン、グルタミン、アルギニン、システィン、チロシン、プロリンの全部で11種類です。

　たんぱく質は、エネルギーとして利用された場合、1gあたり4kcalとなります。機能的役割として、生体内反応触媒である酵素、インスリン、グルカゴン、成長ホルモン等のペプチド性ホルモン、ヘモグロビン、リポプロテイン、トランスフェリン等の物質運搬たんぱく質、免疫グロブリン、フィブリノーゲン等の生体防御反応に関与します。また、構造的役割として、アクチンやミオシンの筋肉の構成成分、骨重量の約20%を占め、骨と骨の結合部、皮膚、腱等に含まれるコラーゲン、靱帯等に含まれるエラスチン、毛、爪、皮膚等に含まれるケラチン等があります。体内では、組織を構成するたんぱく質が合成と分解を繰り返し、アミノ酸のアミノ基が分解され窒素（アンモニア）が放出される仕組みとなっています。

　たんぱく質の栄養価は、主に構成アミノ酸の種類と量によって決まるため、アミノ酸の総摂取量の他、アミノ酸組成のバランスが重要となります。前述したように、たんぱく質は、約20種類のアミノ酸からつくられており、それぞれのアミノ酸が鎖状に結合しており、結合の状態や種類、配列、数によってたんぱく質の種類が決まっています。人の体内では、約1か月で全身の半分ほどのたんぱく質が新しくなるとも言われ、たえず分解と合成を繰り返し、生命維持の活動がなされているのです。

（2）脂質（Lipid）

　脂質は、食品中の有機溶媒に溶ける有機化合物の総称であり、中性脂肪のほかに、リン脂質、ステロイド、ワックスエステル、脂溶性ビタミン等も含まれます。脂質は、単純脂質、複合脂質、誘導脂質に分類することができます。一般に中性脂肪を脂肪と呼び、1分子のグリセロールに3分子の脂肪酸が結合して構成されています。脂肪酸の種類によって脂肪の性質に違いが現れます。脂質は、生体内

ではエネルギー源、細胞膜や血液などの構成成分等として重要な物質となっています。また体脂肪として体温の保持を助け、衝撃から内臓を守るクッションの役割も果たしており、生命の維持に欠かせない栄養素の一つです。

　脂質のうちの脂肪酸（Fatty acid）とは、一般にカルボキシル基1個をもつカルボン酸のうち、鎖状構造をもつものの総称であり、脂質の主要な構成成分となっています。脂肪酸は、飽和脂肪酸と不飽和脂肪酸の2つに分類することができます。飽和脂肪酸は、動物性の脂肪に多く含まれ、常温で固体、構造上二重結合を持たず、また、不飽和脂肪酸は、常温で液体の状態、構造上二重結合をもっています。二重結合の数が1つの場合には、一価不飽和脂肪酸といい、植物性の脂肪に多く含まれます。2つ以上の場合は、多価不飽和脂肪酸で、魚油に多く含まれます。

　人体内では合成されないため、食物から摂取しなければならない脂肪酸を必須脂肪酸といい、リノール酸（n-6系）及びα-リノレン酸（n-3系）等があり、植物油に豊富に含まれています。リノール酸（n-6系）は、コーン油やごま油、ひまわり油など一般的な植物油に含まれています。一方、α-リノレン酸（n-3系）は、しそ油やえごま油、アマニ油などに含まれています。これらの必須脂肪酸は、多くの生理活性物質の原料となり、欠乏すると発育不全、皮膚の角化、脱毛、腎障害などを起こすと言われています。

　脂質のうち、コレステロール（Cholesterol）は、食品中や体内では、遊離型と、脂肪酸と結合したエステル型で存在しています。コレステロールは、体内でも合成され、細胞膜の構成成分や胆汁酸や各種ホルモンの前駆物質として重要です。血中コレステロール濃度が高いと高脂血症や動脈硬化、胆石等が起こりやすくなり、濃度が低いと貧血や脳出血等を起こしやすくなるので、注意が必要となっています。中性脂肪は、貯蔵脂肪皮下、腹腔、筋肉間結合組織等に蓄積されます。脂肪は1gあたり9kcalのエネルギーを発生し、糖質やたんぱく質に比べて2倍以上のエネルギーとなります。

（3） 炭水化物（Carbohydrate）

　炭水化物は、生体内で主にエネルギー源として利用される重要な成分であり、消化性多糖類である「糖質」と、難消化性多糖類である「食物繊維」を合せて炭水化物と呼んでいます。具体的な炭水化物の成分には、でん粉、ぶどう糖、果糖、ガラクトース、しょ糖、麦芽糖、乳糖、トレハロース等が含まれています。

　糖質は、グルコースやフルクトース等のこれ以上分解できない糖質の最小単位である単糖類、スクロース等の単糖類が２つ結合して構成している二糖類、でん粉やグリコーゲン等の多数の単糖類がグリコシド結合によって連なった重合体である多糖類に分類することができます。糖質最小単位の単糖であるぶどう糖（グルコース）は、血糖として血液中に約 0.1％濃度で含まれ、これが細胞に取り込まれ、エネルギー源になっています。

　でん粉は糖質で、穀類、いも類、豆類などの植物性食品に多く含まれ、エネルギー源として最も多く摂取されています。また、穀類には、パンやうどんやそうめん、パスタやマカロニなどの小麦や、米、そば等が含まれており、私達の日常の食生活における主食と言われるものも炭水化物です。

　エネルギー源となる栄養素には、糖質、脂質、たんぱく質がありますが、糖質は最もエネルギー源として使われやすく、重要な役割の一つとなっています。糖質は、体内で１ｇあたり 4kcal のエネルギー源となります。食事から得られる糖質は、成人で約 300 ｇであり、総摂取エネルギー量の約 60％を占めています。

（4） 食物繊維（Dietary fiber）

　食物繊維は、「ヒトの消化酵素で消化されない食品中の難消化性成分の総体」と定義され、水に溶けない「不溶性食物繊維」と水に溶ける「水溶性食物繊維」に分けられます。食物繊維は、構造上、糖質の多糖類の仲間ですが、消化酵素では消化されないためエネルギー源にはなりません。しかしながら、食物繊維は、消化管機能や腸の蠕動運動を促進する、栄養素の吸収を緩慢にする等、様々な生

理作用があります。不溶性食物繊維は、保水性が高いのに対して、水溶性食物繊維は、粘性、吸着性、発酵性などの特性が見られます。不溶性食物繊維が多く含まれる代表的な食品は、穀類、野菜、豆類の他、えびやかにの表皮にも含まれており、水溶性食物繊維は、昆布、わかめ、こんにゃく、果物、里芋などに多く含まれています。また食物繊維は体内で様々な働きをするので、第六の栄養素とも言われています。

(5) ミネラル（無機質）（Mineral）

　地球上に118種類の元素が存在していますが、体内に存在する元素は約60種類と言われています。自然に存在するすべてのものに元素は含まれており、人間の体もまたすべて元素で成り立っており、元素は最も基本と言えます。ミネラルは、生体を構成する元素のうち、酸素（O）、炭素（C）、水素（H）及び窒素（N）を除く元素の総称です。生体内に含まれる多量元素は、酸素（O）、炭素（C）、水素（H）、窒素（N）に加え、カルシウム（Ca）、リン（P）の6元素です。さらに、硫黄（S）、カリウム（K）、ナトリウム（Na）、塩素（Cl）、マグネシウム（Mg）の5元素を足して常量元素11元素となり、生体内の存在量の99.3%を占めます。よって、ミネラルのうち、生体内に多く含まれるマクロミネラル（多量ミネラル）は、4元素を除き、カルシウム（Ca）、リン（P）、カリウム（K）、硫黄（S）、ナトリウム（Na）、塩素（Cl）、マグネシウム（Mg）の7元素ということになります。これらの必須ミネラルは、一日の摂取量が100 mg／d以上となっています。

　1日の摂取量がおおよそ100 mg未満であるミネラルを微量元素としており、鉄（Fe）、マンガン（Mn）、銅（Cu）、ヨウ素（I）、セレン（Se）、亜鉛（Zn）、クロム（Cr）、モリブデン（Mo）、コバルト（C0）の9元素を、先の7元素と合せ16元素とし、これらの16元素を人間が必要とする必須ミネラルとしています。また必須ミネラルではありませんが、1日の摂取量が1 mg／d以上あるミネラルは、ルビジウム（Rb）、ストロンチウム（Sr）、アルミニウム（Al）、フッ素（F）、臭素（Br）などであり、必須性が検討されています。さらにこの他にも、生体内には、ケイ素（SI）、鉛（Pb）、カドミウム（Cd）、スズ（Sn）、バリウム（Ba）、水銀（Hg）、

第1章　食と栄養　　25

ニッケル（Ni）、ホウ素（B）、ヒ素（As）、バナジウム（V）などの微量・超微量元素があります。ミネラルに関しては、まだ不明なことも多く、今後超微量元素が今後の研究で必須性が証明される可能性もあります。代表的なミネラルの種類と特徴については、表3に示した通りです。

表3　ミネラル（無機質）の種類と特徴　必須ミネラル16種類

【カルシウム（Ca）】
　成人体内に約1kg含まれ、99％はリン酸塩・炭酸塩として骨・歯の成分となっている。残りは血液・筋肉・神経などの組織にイオン、種々の塩として含まれる。骨の主要構成要素の一つであり、ほとんどが骨歯牙組織に存在している。細胞内には微量しか存在しないが、細胞の多くの働きや活性化に必須の成分である。また、カルシウムは血液の凝固に関与しており、血しょう中の濃度は一定に保たれている。成長期にカルシウムが不足すると成長が抑制され、成長後不足すると骨がもろくなる。その他欠乏症としては神経過敏となる。

【リン（P）】
　カルシウムとともに骨の主要構成要素であり、リン脂質の構成成分としても重要である。また、高エネルギーリン酸化合物として生体のエネルギー代謝にも深く関わっている。腎機能低下による摂取の制限が必要となる場合がある。筋肉・脳・神経・肝臓その他のすべての組織に含まれる。欠乏症状としては、歯が弱くなったり、骨折をおこしやすくなる。

【カリウム（K）】
　細胞内の浸透圧維持、細胞の活性維持等を担っている。食塩の過剰摂取や老化によりカリウムが失われ、細胞の活性が低下することが知られている。必要以上に摂取したカリウムは、通常迅速に排泄されるが、腎機能低下により、カリウム排泄能力が低下すると、摂取の制限が必要になる。成人体内に約200g含まれる。リン酸として、あるいはたんぱく質と結合して細胞中にある。心臓機能・筋肉機能を調節する。欠乏症状としては、知覚がにぶくなり、反射が低下する。

【硫黄（S）】
　生体内において硫酸イオン、硫酸エステル、含硫アミノ酸や酵素の構成成分として存在している。俗に、コンドロイチン硫酸やメチルスルフォニルメタン（MSM）として「骨の成長を助ける」「関節痛を和らげる」などと言われている。おもに含硫ア

ミノ酸としてたんぱく質中に含まれる。軟骨、腱、骨中に多い。

【ナトリウム（Na）】

　細胞外液の浸透圧維持、糖の吸収、神経や筋肉細胞の活動等に関与するとともに、骨の構成要素として骨格の維持に貢献している。一般に欠乏により疲労感、低血圧等が起こることが、過剰により浮腫（むくみ）、高血圧等が起こることがそれぞれ知られている。なお、腎機能低下による摂取の制限が必要となる場合がある。成人体内に、約 100 g 含まれる。3分の1は骨格、残りは細胞外液中にあり、食塩、重炭酸塩、リン酸塩として体液中に含まれる。筋肉・神経の興奮性を弱める。体液のアルカリ性を保つ。急激な欠乏の場合は、倦怠、めまい、無欲、失神などに陥る。

【塩素（Cl）】

細胞外液にもっとも多く存在する陰イオンで、体液の浸透圧の維持に重要な役割を果たし、胃液中の塩酸の成分となっている。食事からの塩素の摂取は、主に食塩の形で行われ、約 60% は蓄積せず腎臓から体外に排泄されている。塩素は食塩として、食物から充分摂取されており、現在ではやや過剰摂取の状態になっている。成人体内に約 150 g 含まれる。

【マグネシウム（Mg）】

　骨の弾性維持、細胞のカリウム濃度調節、細胞核の形態維持に関与するとともに、細胞がエネルギーを蓄積、消費するときに必須の成分である。多くの生活習慣病やアルコール中毒の際に細胞内マグネシウムの低下が見られ、腎機能が低下すると高マグネシウム血症となる場合がある。成人体内に約 30 g あり、その 70% は骨に、残りは細胞内液に含まれる。筋肉・脳・神経にも存在する。欠乏症状として神経が興奮しやすくなる。

【鉄（Fe）】

　酸素と二酸化炭素を運搬するヘモグロビンの構成成分として赤血球に偏在している。また、筋肉中のミオグロビン及び細胞のシトクロムの構成要素としても重要である。鉄の不足は貧血や組織の活性低下を起こし、鉄剤の過剰投与により組織に鉄が沈着することもある。ヘモグロビンの鉄は酸素を運搬し、ミオグロビンの鉄は血中の酸素を細胞にとり入れる。2価鉄、3価鉄が存在し、摂取した鉄のうち吸収量が多いのは2価鉄である。

【ヨウ素（I）】

　甲状腺ホルモン（テロキシン）の構成要素である。成人体内に約 25 mg 含まれる。成長期にある者の発育を促進する。成人では基礎代謝を盛んにする。過剰でも不足でも甲状腺肥大、甲状腺腫がみられる。

【マンガン（Mn）】

ピルビン酸カルボキシラーゼ等の構成要素としても重要である。また、マグネシウムが関与する様々な酵素の反応にマンガンも作用する。マンガンは植物には多く存在するが、ヒトや動物に存在する量はわずかである。成人体内に 12 ～ 20 mg 含まれ、生体内組織・臓器にほぼ一様に分布している。骨・肝臓の酵素作用を活性化し、骨（リン酸カルシウムなど）の生成を促進する。

【銅（Cu）】

アドレナリン等のカテコールアミン代謝酵素の構成要素として重要である。遺伝的に欠乏を起こすメンケス病、過剰障害を起こすウィルソン病が知られている。成人体内に 70 ～ 100 mg 含まれる。筋肉・骨・肝臓に多い。骨髄でヘモグロビンをつくるときに鉄の吸収をよくする。腸管からの鉄の吸収を助ける。欠乏症状として、ヘモグロビンの成分が減少し、貧血になる。骨折・変形をおこす。

【コバルト（Co）】

ビタミンB 12 の必須構成成分と言われている。そのビタミンB 12 は、哺乳動物では唯一反芻動物の胃の中でそこに存在する微生物の働きによって合成されると考えられる。ヒトにはその合成システムが無いので、摂取食物中からの吸収により補われている。骨髄の造血機能に不可欠で、赤血球・血色素の生成に関係する。欠乏症状として貧血になる。

【亜鉛（Zn）】

核酸やたんぱく質の合成に関与する酵素をはじめ、多くの酵素の構成成分として、また、血糖調整ホルモンであるインスリンの構成成分等として重要である。欠乏により小児では成長障害、皮膚炎が起こるが、成人でも皮膚、粘膜、血球、肝臓等の再生不良や味覚、嗅覚障害が起こるとともに、免疫たんぱくの合成能が低下する。成人体内に約 2 g 含まれる。

【セレン（Se）】

グルタチオンペルオキシダーゼ、ヨードチロニン脱ヨウ素酵素の構成要素である。土壌中のセレン濃度が極めて低い地域ではセレン欠乏が主因と考えられる症状がみられ、心筋障害が起こることが知られている。膵臓酵素の構成元素となり、胃、下垂体、肝臓に多い。ビタミンEの生理作用と共通点が多い。

【クロム（Cr）】

糖代謝、コレステロール代謝、結合組織代謝、たんぱく質代謝に関与している。長期間にわたり完全静脈栄養（中心静脈栄養）を行った場合に欠乏症がみられ、耐糖能低下、体重減少、末梢神経障害等が起こることが知られている。尿、毛髪に含まれる。

糖代謝、脂質代謝に必須である。

【モリブデン（Mo）】
　酸化還元酵素の補助因子として働く。長期間にわたり完全静脈栄養を施行した場合
に欠乏症がみられ、頻脈、多呼吸、夜盲症等が起こることが知られている。

出典：食品成分表　2016 ほか参考に著者作成

(6) ビタミン (Vitamin)

　ビタミンとは、微量で生命維持を支配する不可欠な有機物であり、体内でほとんど合成されないか、合成されても必要量に満たないために必ず外界から摂取しなくてはならない栄養素と定義されます。ビタミンは、「脂溶性ビタミン」と「水溶性ビタミン」に大別されます。

　ビタミンは、体の構成成分やエネルギー源にはなりませんが、たんぱく質、脂質、糖質の三大栄養素の「エネルギー代謝」や、体組織をつくるための「新陳代謝」に必要な酵素の働きを助ける補酵素として欠かせない存在と言えます。ビタミンはまた、「微量栄養素」と言われ、mg（ミリグラム）や μg（マイクログラム）レベルの微量で働きますが、ほとんどが体内では合成できないため、野菜や肉などの食材でとる必要があります。摂取が少ない場合には欠乏症を引き起こし、過剰摂取の場合には、水溶性ビタミンでは、水に溶けるため尿中に排泄されやすいですが、脂溶性ビタミンは、体内に蓄積され、過剰症を引き起こしやすくなっています。

　ビタミン B 群とは、ビタミン C 以外の水溶性ビタミンを意味します。ビタミン B 群の共通点は、補酵素として働くことであり、マグネシウム（Mg）などと同様、生体内の酵素反応を助けます。ビタミン C にはこの作用がありません。各ビタミンの食品中の性質や生理作用については、表 4 に示した通りです。

表4　ビタミンの種類と主な性質や生理作用、多く含まれる食品

【水溶性ビタミン】

［ビタミンB群］

B₁（チアミン）：水に溶けやすく、加熱したものは水にいっそう溶けやすい。体内の貯蔵は少ない。補酵素の成分として糖質及び分岐鎖アミノ酸の代謝に不可欠である。欠乏により、倦怠感、食欲不振、浮腫等を伴う脚気、ウェルニッケ脳症、コルサコフ症候群等が起こることが知られている。

〈多く含まれる食品〉　豚ヒレ肉、ウナギのかば焼き、玄米 など

B₂（リボフラビン）：光に不安定で種々の反応を引き起こす。アルカリにも不安定。酸や熱にはやや安定。水に少し溶ける。補酵素の成分としてアミノ酸、脂質、炭水化物の代謝などほとんどの栄養素の代謝に関わっている。欠乏により、口内炎、眼球炎、脂漏性皮膚炎、成長障害等が起こることが知られている。生体酸化の水素伝達作用。動物の成長促進。

〈多く含まれる食品〉　豚レバー、ウナギのかば焼き、カレイ、うずらの卵　など

ナイアシン（ニコチン酸＋ニコチン酸アミド）：熱や酸化、光に安定。酸、アルカリにも安定。水に少し溶ける。補酵素の成分となり、生体酸化の水素伝達作用。欠乏により、皮膚炎、下痢、精神神経障害を伴うペラグラ、成長障害等が起こることが知られている。

〈多く含まれる食品〉　カツオ、タラコ、豚レバー、ひらたけ、ピーナッツ　など

B₆（ピリドキシン、ピリドキサール、ピリドキサミン等）：酸性でやや安定。中性、アルカリ性でやや不安定。光、とくに紫外線により分解。アミノ酸のアミノ基転移、脱炭酸反応に補酵素の成分として関与。欠乏により、皮膚炎、動脈硬化性血管障害、食欲不振等が起こることが知られている。

〈多く含まれる食品〉　マグロ赤身、牛レバー、鶏ささ身、にんにく　など

B₁₂（コバラミン）：アルカリ性、強酸性、光により分解。コバルトを含む赤いビタミン。アミノ酸代謝、たんぱく質、核酸の生合成に必要。神経機能の正常化及びヘモグロビン合成にも関与する。欠乏により、悪性貧血、神経障害等が起こることが知られている。

〈多く含まれる食品〉　アサリ、シジミ、サンマ、スジコ、牛レバー　など

葉酸（プテロイルグルタミン酸）：弱アルカリでは熱に安定。光によって分解。強酸性では熱、酸素、光により分解。血球の再生。特に細胞の分化の盛んな胎児にとっては重要な栄養成分である。欠乏により、巨赤芽球性貧血、舌炎、二分脊柱を含む精神神経異常等が起こることが知られている。

〈多く含まれる食品〉　鶏レバー、菜の花、モロヘイヤ、ブロッコリー、枝豆　など

パントテン酸：酸、熱、アルカリに不安定。B_1とともに糖代謝、B_2とともに脂質代謝に関与。善玉コレステロールを増やす作用。補酵素の構成成分として、脂質代謝に必要。欠乏により、皮膚炎、副腎障害、末梢神経障害、抗体産生障害、成長阻害等が起こることが知られている。
〈多く含まれる食品〉　鶏レバー、子持ちガレイ、糸引き納豆、アボカド　など

ビオチン：食品からの摂取のほか、腸内細菌により合成される。熱、光、酸に安定。アルカリに不安定。カルボキシラーゼの補酵素として反応。欠乏症として、脱毛や発疹等の皮膚障害、舌炎、結膜炎、食欲不振、筋緊張低下等が起こる。
〈多く含まれる食品〉　鶏レバー、卵黄、落花生、アーモンド　など

［ビタミンＣ（アスコルビン酸＋デヒドロアスコルビン酸）］：生体内の各種の物質代謝、特に酸化還元反応に関与するとともに、コラーゲンの生成と保持作用を有する。さらに、チロシン代謝と関連したカテコールアミンの生成や脂質代謝にも密接に関与している。欠乏により壊血病等が起こることが知られている。
〈多く含まれる食品〉　野菜や果物に多く含まれる。レモン、オレンジ、グレープフルーツなどの柑橘類に多い。

【脂溶性ビタミン】
ビタミンＡ（レチノール）、カロテン：レチノールは主として動物性食品に含まれる。生理作用は、視覚の正常化、成長及び生殖作用、感染予防等である。欠乏により生殖不能、免疫力の低下、夜盲症、眼球乾燥症、成長停止等が起こることが、過剰により頭痛、吐き気、骨や皮膚の変化が起きることがそれぞれ知られている。
〈多く含まれる食品〉　鶏肉（レバー）、豚肉（レバー）、あんこうのきも、うなぎのきも、あなご　など。

ビタミンＤ（カルシフェロール）：カルシウムの吸収・利用、骨の石灰化等に関与し、植物性食品に含まれるビタミンD_2と動物性食品に含まれるD_3がある。ビタミンＤの欠乏により小児のくる病、成人の骨軟化症等が起こることが知られている。
〈多く含まれる食品〉　魚介類（まぐろ脂身、かつお（秋獲り）、べにざけ、かわはぎ等）、きのこ類（きくらげ（乾）など）

ビタミンＥ（トコフェロール、トコトリエノール）：脂質の過酸化の阻止、細胞壁及び生体膜の機能維持に関与している。欠乏により、神経機能低下、筋無力症、不妊等が起こることが知られている。
〈多く含まれる食品〉　植物油（コーン、大豆、サフラワー油等）、小麦胚芽、アーモ

ンド等のナッツ類

ビタミンＫ（K$_1$：フェロキノン、K$_2$：ナメキノン）：血液凝固促進、骨の形成等に関
与している。欠乏により、新生児頭蓋内出血等が起こることが知られている。
〈多く含まれる食品〉　納豆、モロヘイヤ、小松菜、ほうれん草などの緑黄色野菜

コエンザイム Q10（ユビキノン）：脂溶性ビタミン用物質。生体内で合成されるため、
ビタミンとは言わない。ビタミン用物質として、免疫細胞等に作用する。ビタミンＥ
と同等かそれ以上の強力な抗酸化作用を有する。
〈多く含まれる食品〉　肉類、魚類に多い。

出典：食品成分表　2016 他参考に、著者作成

（7）ファイトケミカル　（フィトケミカル）（Phytochemical）

　ファイトケミカルは第七の栄養素と言われ、最近では様々な雑誌やインター
ネット等でよく耳にするようになってきたことと思われます。ファイトは、ギリ
シャ語で「植物」を意味し、植物が紫外線や虫などから自らを守るためにつくり
出した化学物質で「色」、「香り」、「苦み」などの成分のことを意味します。ファ
イトケミカルは、人の体内で免疫力、抗菌、抗炎症、抗酸化作用などとして働き
ます。人体はファイトケミカルをつくることはできないですが、これらを含む植
物を食べることでその力を取り入れ、様々な病気や老化の予防に役立てることが
できるのです。その数は数千〜１万種類に上るとされますが、大別すると表5の
ように分類されます。
　これらの各栄養素について、食べ物を購入する消費者はどれだけ理解しているで
しょうか。食物の各成分が私たち人間の実際の体を作っており、日々摂取する食物
によって、健康を保持できる、より健康的になることができる一方で、摂取する量
と成分によっては、身体を逆に弱めてしまうことを考えると、また専門的知識を持
つ栄養士ばかりではなく、どんな人間も一生涯食物を食べ続けることを考えると、
全世界の消費者が知識として身につけなければならない内容かと思われます。

表5　ファイトケミカルの大分類

ポリフェノール群：光合成によってできた、色素成分と渋み、苦み、えぐみの成分、赤ワインやブルーベリーに含まれる「アントシアニン」、緑茶の「カテキン」、大豆の「イソフラボン」、ごまの「セサミン」などがよく知られている。色素系成分の「フラボノイド系」と、渋み、苦み、えぐみ成分のフェノール酸系に分けられる。「フラボノイド系」は、水溶性で、細胞内外の水分の多い部分や、血液などの体液を守るために働く。

カロテノイド群：植物、動物、微生物などが持つ黄色、赤色、紫色などの色素および、辛み、苦み、香り成分の総称。アルコールに溶けず、炭素と水素を含む化合物である「カロテン類」と、アルコールに溶け、炭素と水素と酸素を含む化合物である「キサントフィル類」に分けられる。「カロテン類」には、α-カロテンやβ-カロテン、リコピンなどが含まれ、「キサントフィル類」には、ルティンやカプサイシン、クリプトキサンチンなどがある。「カルテロイド群」は、脂溶性で、体内の脂質の部分や細胞膜を守るために働く。

硫黄化合物群：にんにくやねぎなどの刺激のある香り成分の総称。「システインスルホキシド類」と「イソチオシアネート類」に分けられる。「システインスルホキシド類」には、にんにくに含まれるアリシンなどがあり、「イソチオシアネート類」には、キャベツ、ブロッコリーの新芽などの辛み成分であるスルフォラファンやイソチオシアネートなどがある。

出典：日本サプリメント協会　『サプリメント健康事典』

5．食品機能性表示制度の開始

　これまで述べてきたように、食品は私達の健康の保持・増進にとって大変重要です。健康時には、毎日数回必ず食事をし、食品を体内に取り込んでいます。身体にとって害になるものを体内に取り込むことについては、中毒など急性のものから化学物質のように次第に蓄積されるものまで様々です。食品についての安全性や栄養成分に関する知識は、実は、専門家のみではなく、すべての人々が共有し、毎日の食生活に役立てることが必要なのです。

2009 年 9 月よりこれまで厚生労働省で行っていた食品表示等に関する業務が消費者庁へ移管され、食品表示課が担当しています。消費者庁から「食品の新たな機能性表示制度に関する検討会報告書」が 2014 年 7 月に出されました。

これまでの我が国における「健康食品」は大きく、「国が特定の機能の表示などを許可したもの（保健機能食品）」と「そうでないもの」の 2 つに分けられてきました。

保健機能食品にはさらに「特定保健用食品（通称トクホ）」と「栄養機能食品」の 2 種類がありました。特定保健用食品と栄養機能食品以外にも機能性表示を広げる方針が「規制改革実施計画（2013 年 6 月 14 日閣議決定）」に盛り込まれ、米国ダイエタリーサプリメント制度（ＤＳ制度）を参考に、企業等の責任によって製造、販売されるいわゆるサプリメントなどに対する制度が検討されました。報告書では安全性の確保のための科学的根拠に基づくさまざまな評価制度などが検討され、①最終製品を用いたヒト試験による実証、②適切な研究レビューによる実証のいずれかを行うことを必須としています。

新制度では、「機能性表示食品」が加わることとなり、「特定保健用食品」、「栄養機能食品」、「機能性表示食品」の 3 つのカテゴリーに分類され、国が安全性や有効性を考慮して設定した基準等を満たしている場合にそれぞれ称することができるようになりました。

「特定保健用食品（通称トクホ）」は、製品ごとに有効性と安全性が審査され、マークが付与されていることが特徴であり、「栄養機能食品」は、表示できる栄養成分と量に基準があります。ただし、トクホのように個別製品ごとの審査はなく、製造者が基準を満たしたという自己認証の表示食品となっています。特定保健用食品には、現在「特定保健用食品」と「条件付き特定保健用食品」の 2 種類があります。

トクホは、最近スーパーなどでよくみかけると思われますが、ヒト型で消費者庁承認特定保健用食品のマークがついている食品です。トクホの許可要件の一つとして、「食生活に改善が図られ、健康の維持・増進に寄与することが期待できるものであること」が求められていますが、薬ではなくあくまで食品であり、人々が毎日の生活の中で自由に意思決定し購入できるものとなっています。

現在、栄養機能食品として機能表示ができる栄養成分は、脂肪酸 1 種類（n-3系脂肪酸）、ミネラル 6 種類（カルシウム、亜鉛、銅、マグネシウム、鉄、カリウム（錠剤、カプセル剤等の形状の加工食品にあってはカリウムを除く））とビタミン 13 種類（ナイアシン、パントテン酸、ビオチン、ビタミン A、ビタミン B_1、ビタミン B_2、ビタミン B_6、ビタミン B_{12}、ビタミン C、ビタミン D、ビタミン E、ビタミン K、葉酸）です。栄養機能食品の対象となる食品区分は、容器包装に入れられた一般消費者向けの加工食品および生鮮食品が対象となります。

　今やわが国の健康食品・サプリメント市場規模は、1 兆 5000 億円を超えているとされています。先に述べた「機能性表示食品制度」が 2015 年 4 月より開始されたことも相まって、市場環境や生活者の意識も大きく変化してきています。多くの人々が使用している健康食品やサプリメントという言葉には厳格な定義はなく、一般に健康食品とは「健康の保持増進に資する食品全般」が該当し、またサプリメントは「特定成分が濃縮された錠剤やカプセル形態の製品」が該当するとされています。しかし、明確な定義がないため、一般の消費者が認識している健康食品やサプリメントは、通常の食材から菓子や飲料、薬品と類似した錠剤・カプセルまで極めて多岐にわたっています。

　米国ではダイエタリーサプリメント（Dietary Supplement）を「従来の食品・医薬品とは異なるカテゴリーの食品で、ビタミン、ミネラル、アミノ酸、ハーブ等の成分を含み、通常の食品と紛らわしくない形状（錠剤やカプセル等）のもの」と定義し、またヨーロッパでも同様のものをフードサプリメント（Food Supplement）と定義しています。サプリメントは、錠剤・カプセル状の製品であるため、医薬品と誤解して病気の治療目的に使われやすく、また、特定の成分が濃縮されているため、日常食べている食品よりもからだへの作用が強くなることもあり、健康被害もこれまで起きています。

　近年わが国においても再び増加している背景には、機能性表示食品制度も影響しているとされ、2016 年 3 月に機能性表示食品の届出等に関するガイドラインが改正されました。本ガイドラインにおける「機能性表示食品」は、安全性及び機能性に関する一定の科学的根拠に基づき、食品関連事業者の責任において特定

の保健の目的が期待できる旨の表示を行うものとして、消費者庁長官に届け出られたものである、とされています。特定保健用食品（トクホ）との違いは、機能性表示食品は、科学的根拠等について消費者庁長官による個別審査を経ないという点であり、消費者の自主的かつ合理的な食品選択に資するよう、安全性の確保及び機能性表示を行う上での必要な科学的根拠、適正な表示による消費者への情報提供等が適切に担保されるために本ガイドラインが改正されています。

　本ガイドラインは食品全般を対象としており、①サプリメント形状の加工食品、②サプリメント形状の加工食品以外の加工食品(その他の加工食品)、③生鮮食品、の３つに分類されています。但し、特別用途食品及び栄養機能食品、アルコールを含有する飲料等は除くこととされています。具体的に届け出ている食品の一例としては、ナイスリムエッセンス・ラクトフェリン（ライオン株式会社）、えんきん（株式会社ファンケル）、ブルーベリー黒酢（株式会社 Mizkan）、キリン・メッツ・プラス・スパークリング（キリンビバレッジ株式会社）、朝食 Bifix（ビフィックス）ヨーグルト（江崎グリコ株式会社）等、身近なスーパーやドラッグストア等で見かけるものが多くなっています。

　特定保健用食品（トクホ）に比べ届け出がしやすいことから、今後も益々機能性表示食品の種類が増えていくことが予測されます。今後は本格的な健康食品ビジネスが解禁されることになりますが、医師の処方せんがない食品の摂取については、自らの心身の状態を的確に判断し、複雑な制度や食品に対する知識が大変重要になってきます。いよいよ本格的なセルフケア時代に突入するにあたり、もう少し十分に周知され、企業にとっても人々にとっても Win-Win の関係となることを期待したいものです。

6. 食品衛生管理の国際標準化

　「食」に関する国際化が加速化してきている中で、食品衛生管理の国際標準である HACCP（Hazard Analysis and Critical Control Point：ハサップ）の導入を求める動きが強化されてきています。HACCP（ハサップ）とは、食品の製造・加

工工程のあらゆる段階で発生するおそれのある微生物汚染等の危害をあらかじめ分析（Hazard Analysis）し、その結果に基づいて、製造工程のどの段階でどのような対策を講じればより安全な製品を得ることができるかという重要管理点（Critical Control Point）を定め、これを連続的に監視することにより製品の安全を確保する衛生管理の手法です。

　HACCP（ハサップ）は、前述したように安全で衛生的な食品を製造するための管理方法のひとつで、問題のある製品の出荷を未然に防ぐことが可能なシステムであり、国連の国連食糧農業機関（FAO）と世界保健機関（WHO）の合同機関である食品規格（コーデックス）委員会から発表され、各国にその採用を推奨している国際的に認められたものです。まさに食品衛生管理のためのグローバルスタンダードと言えます。

　すでに食品衛生の一般原則（General Principles of Food Hygiene CAC/RCP）が示されており、この原則は、食品の連鎖（プライマリ・プロダクションから最終的な消費までを含む）過程における食品の適切な衛生に関する原則を示したものです。ここでいうプライマリ・プロダクション（Primary Production）とは、食品の連鎖における収穫や、畜殺、搾乳や漁業などの最初のステップを意味します。原則では、HACCAP（ハサップ）に基づく食品の安全性を強化する取り組みが推奨されており、同時に、施設・設備に対し、水の供給、排水やごみの処理、清掃、個人の衛生設備やトイレ、温度管理、空調の質と換気、照明、貯蔵・保管等の衛生環境の改善も求めています。

　HACCP（ハサップ）を導入するメリットとしては、クレームやロス率が下がり、品質のばらつきが少なくなる、取引先からの評価が上がる、衛星管理のポイントを明確にして記録も残すことで、従業員の経験や勘に頼らない安定した安全な製品が作れるようになる、工程ごとに確認すべきことが明確になる、授業員のモチベーションが上がり現場の状況が把握しやすくなる、等の効果があるとされています。HACCP（ハサップ）方式では、7原則12手順に沿って進めることが推奨されています（手順1：HACCPチームの編成、手順2：製品説明書の作成、手順3：意図する用途及び対象となる消費者の確認、手順4：製造工程一覧図の作成、手順5：製造工程一覧図の現場確認、手順6－原則1：危害要因の分析（食

第1章　食と栄養　　37

中毒菌、化学物質、危険異物等）、手順7－原則2：重要管理点の決定（つけない、増やさない、殺菌する等の工程手順）、手順8－原則3：管理基準の設定（温度、時間、速度等）、手順9－原則4：モニタリング方法の設定（温度計、時計等）、手順10－原則5：改善措置の設定（廃棄、再加熱等）、手順11－原則6：検証方法の設定（記録、検査等）、手順12－原則7：記録と保存方法の設定）。

更に厚生労働省では、中小規模の食品製造事業者向け、13種類の食品製造におけるHACCP入門のための手引書を作成し、公表しています（乳・乳製品編、食肉製品編、清涼飲料水編、水産加工食品編、容器包装詰加圧加熱殺菌食品編、大量調理施設編、と畜・食鳥肉処理編、食鳥処理・食鳥肉処理編、漬物編、生菓子編、焼菓子編、豆腐編、麺類編）。

今後は、食品の大幅な輸出促進が求められる中で、海外から求められる安全規準に対応可能なHACCP（ハサップ）の普及が不可欠となってくることが予測されます。賢い医療消費者は、この基準の理解を通して、食の安心・安全を保障すべく国際衛生管理基準を順守している企業を求める動きを活性化させる一役を担うことが一層求められてくると思われます。

7．食品の安全性に関する国際標準化

2020年開催の東京オリンピック・パラリンピックに向け、様々なことに関し着々と準備が進められている中、食品に関する国際標準化の議論も盛んになってきています。2012年のロンドンオリンピック・パラリンピックにおいて、グローバルGAP（GLOBAL Good Agricultural Practice）認証は「オリンピック調達基準」とされました。よって、東京オリンピック・パラリンピック開催時に提供される食材は、安全に関わる農産物の国際認証であるグローバルGAPを受けた生産者による食品であることが次第に求められるようになってきています。国境を越えて物や人が自由に行き交うグローバルな時代には、国を超えた共通のルールによる認証が今まで以上に強く求められてきたのです。先に紹介した食品衛生管理手法であるHACCP（ハサップ）とセットで、食に関する国際標準化が世界的に普

及してきています。

　グローバル GAP の取得によるメリットとしては、①国際標準の生産工程管理を行う生産者として販路拡大にアピール可能、インバウンドに対する PR にも活用できる、②生産工程が明確になることによる生産性の向上、適切な肥料、農薬などの散布によるコスト低減と収量の増加、③「食の安全」、「環境保全」、「労働の安全」に対する意識の向上、生産者としての責任を果たすことによる社会的信用・信頼の確保、④消費者や取引先からの問い合わせ、苦情等に迅速、かつ適切に対応、危機対応による信頼の獲得等があげられます。我が国においては、GAP 普及推進機構（http://www.globalgap.jp）が、認証取得に向けた様々な具体的支援を行っています。

　2014 年 7 月、持続可能な農業イニシアティブプラットホーム（SAI Platform）と国際貿易センター（ITC）は、「GAP を通じて世界の食料安全保障の実現に取り組むアブダビ宣言」を開始しました。本宣言は、食品産業界の全ての主要な市場関係者をまとめることにより、増大している世界の食料安全保障と安全の課題に応えて、実際的で実行可能な解決策を明らかにし、調整し、実施することを目的としています。アブダビ宣言では、具体的には、①共通の GAP 基準、②全てのステークホルダーが認識している農場の全てを、個別に特定するシステム、③サプライチェーンの参加者による公約の確保と、報告を確実にする仕組みの 3 つの重要な基準が作成されました。

8．原料原産地表示制度、地理的表示保護制度

　我が国のみならず世界中で食をめぐる質保証のための標準化の動きが加速化し国際認証が進む中、この他にも食に関する安全性の強化が進められています。消費者庁から 2016 年、「加工食品の原料原産地表示制度に関する検討会中間とりまとめ報告書」が出されました。報告書では、急速にグローバル化する日本の食市場において、国産品だけではなく様々な国の原材料を用いた加工食品が我が国で流通しており、消費者が表示による情報を通じて食品を選択している現状の中で、

消費者利益の観点から、加工食品の原材料についてもできる限り情報を提供し、食品選択に資する情報が得やすいよう環境整備をしていくことを求めています。

　すでに生鮮食品には原産地の表示が、加工食品についても輸入品には原産国名の表示が義務付けられ、国内製造の一部に原料原産地名の表示が義務付けられていますが、加工食品の原料原産地表示制度は、2001年から個別の8品目について順次義務化を導入した後、義務表示対象品目はこれまでに22品食品群と4品目にとどまっており、義務表示対象の商品の全体に占める割合は、1店舗の商品ベースで約11％にすぎず、また自主的に何らかの産地情報を表示している商品も全体の約16％に留まっており、7割以上の商品には表示がない状態となっており、不充分であると指摘されていました。

　これらの経緯を踏まえ、2017年9月1日に食品表示基準の一部を改正する内閣府令が公布・施行されました。改正後の新制度では、原料原産地表示の対象となる全ての加工食品が対象となりました。原料原産地表示の対象となる原材料は、原則として製品に占める重量割合上位1位の原材料であり、全ての加工食品を対象とする表示方法の工夫と充実のための環境が整備されたと言えます。今後、消費者はより正確な情報の表示を目にすることになると思われます。

　また、2015年6月1日より「特定農林水産物等の名称の保護に関する法律（地理的表示法）」が施行され、地理的表示保護制度に関する運用が開始されました。地理的表示保護制度とは、地域で育まれた伝統と特性を有する農林水産物・食品のうち、品質等の特性が産地と結び付いており、その結び付きを特定できるような名称（地理的表示）が付されているものについて、その地理的表示を知的財産として国に登録することができる制度です。

　地理的表示（GI：Geographical Indication）は国際的に広く認知されており、世界100か国以上ですでに地理的表示に対する独立した保護を与えています。EUで地理的表示登録されている産品の一例としては、牛肉・畜産加工品として、プロシュート・ディ・パルマ（イタリア）があります。パルマ地方の豚モモ肉と、塩のみを原料とした生ハムであり、カットした生ハムはピンク色から赤色で脂肪部分は白く、繊細でまろやかな甘みと軽い塩味、独特の芳醇な香りが特徴です。さらに地域との結び付きとしては、イタリア・パルマの丘陵付近で生産された生

ハムのみが、プロシュート・ディ・パルマとして認可され、王冠型の焼印を受けられます。アペニン山脈から丘陵に吹くそよ風が空気を乾燥させ、伝統的な製法で、何世紀にもわたり、生ハムの製造を可能にしてきたことがあげられます。プロシュート・ディ・パルマは、日本においても高級食材店やレストランなどで見かけることがありますが、今後は日本の産品についても国が品質を保証し、世界に発信していくことと思われます。

　本制度の枠組みは、①「地理的表示」を生産地や品質等の基準とともに登録し、②基準を満たすものに「地理的表示」の使用を認め、GIマークを与え、③不正な地理的表示の使用は行政が取締り、④生産者は登録された団体への加入等により「地理的表示」使用可となるものです。制度の効果としては、産品の品質について国が「お墨付き」を与え、品質を守るもののみが市場に流通し、GIマークにより、他の産品との差別化が図られ、訴訟等の負担なく、自分たちのブランドを守ることが可能となり、地域共有の財産として、地域の生産者全体が使用可能となることとしています。登録標章である日本地理的表示（JAPAN GI）マークは、登録された産品の地理的表示と併せて付すものであり、産品の確立した特性と地域との結び付きが見られる真正な地理的表示産品であることを証するものとして、日本国内はもとより世界に認知されていくことが期待されています。

　制度の対象となる農林水産物等は、①農林水産物（食用に供されるものに限る）、②農林水産物を除く飲食料品（パン、麺類、惣菜、豆腐、菓子、砂糖、塩・調味料、清涼飲料水、魚の干物、なたね油やとうもろこし油等）、③食用ではない農林水産物（観賞用の植物、立木竹、工芸農作物、真珠、観賞用の魚等）、④飲食料品を除く加工品（飼料、漆、竹材、精油、木炭、木材、畳表、生糸等）であり、③、④については政令で指定した13品目が対象となります。また、酒類、医薬品、医薬部外品、化粧品及び再生医療等製品は除くこととなっています。

　全国の様々な地域において、気候や風土、地域で長年育まれてきた特別な生産方法によって、高い品質や評価を獲得するに至った産品は、「地域ブランド商品」としてこれまでも地域活性化の重要なツールとされてきました。今後は行政による公的な保護を通じて、産品の適切な評価を維持し、その財産的価値の維持向上を目指すとともに、需要者が抱く産品への信頼の保護を図っていくことを目的と

第1章　食と栄養　｜　41

する本制度の普及により、私達の身近なところでGIマークを目にすることも多くなると思われます。

　考えてみれば、食品は世界中のすべての人間が生きていくために不可欠であり、また食品は、生まれてから死ぬまで一生涯、ほぼ毎日世界中の人々の健康に貢献していることに気づきます。ということは、私達の体中に直接取り込まれる食品の安全性は、世界中の人々にとって共通の課題であり、大変重要なことであることは間違いありません。この機会にグローバル化が進み、より一層標準化されることを願っています。

9.「和食」のユネスコ認定と日本文化

　「和食」がユネスコの無形文化遺産に登録されたことについてはご存知の方も多いことでしょう。無形文化遺産とは、芸能や伝統工芸技術などの形のない文化であって、土地の歴史や生活風習などと密接に関わっているもののことです。すでに2010年にはフランスの美食術や地中海料理などが食に関する無形文化遺産に登録されており、日本は「和食：日本人の伝統的な食文化」と題し、「自然の尊重」という日本人の精神を体現した食に関する「社会的慣習」として、2012年にユネスコへ登録申請し、2013年に登録が決定し、2014年11月に認定書が授与されました。

　これを受けて農林水産省では、日本食・食文化の海外普及を打ち出しています。340兆円の現在の世界の食市場は、2020年には680兆円に倍増することが予測されており、特に中国・インドを含むアジア全体で考えると、市場規模は2009年の82兆円に比べ、229兆円へと約3倍増が見込まれています。さらに、農林水産省では、日本の食文化の普及に取り組みつつ、日本の食産業の海外展開と日本の農林水産物・食品の輸出促進を一体的に展開することにより、グローバルな「食市場」を獲得するため、"FBI戦略"を打ち出しています。"FBI"戦略では、世界の料理界での日本食材の活用推進（Made FROM Japan）、日本の「食文化・食産業」の海外展開（Made BY Japan）、日本の農林水産物・食品の輸出（Made

42

IN Japan）の取組を一体的に推進することとしています。

「和食」のユネスコ登録概要の特徴としては、①多様で新鮮な食材とその持ち味の尊重、②栄養バランスに優れた健康的な食生活、③自然の美しさや季節の移ろいの表現、④年中行事との密接な関わりを通して、「和食」を料理そのものではなく、「自然を尊ぶ」という日本人の気質に基づいた「食」に関する「習わし」と位置付けている点にあります。「①多様で新鮮な食材とその持ち味の尊重」では、具体的には、日本の国土が南北に長く、海、山、里と表情豊かな自然が広がっているため、各地で地域に根差した多様な食材が用いられており、また素材の味わいを活かす調理技術・調理道具が発達しているとしています。また、「④年中行事との密接な関わり」では、日本の食文化は、年中行事と密接に関わって育まれてきており、自然の恵みである「食」を分け合い、食の時間を共にすることで、家族や地域の絆が強くなるとしています。

2015 年 5 月から半年間「地球に食料を、生命にエネルギーを」をテーマに大規模な博覧会「ミラノ万博」が開催され、日本の農林水産業や食を取り巻く様々な取り組み、日本食、日本食文化に詰め込まれた様々な知恵や技が人類共通の課題解決に貢献していくことをテーマに日本館が開館され、いよいよ本格的に和食文化が世界に発信されました。

しかしながら、最近の日本人の食に関するスタイルとしては、欧米化が進んでおり、世界的には和食ブームでも実際の日本で生活している日本人は、特に若い世代においては和食に対してあまり関心のない人も少なくありません。今一度「和食」の良さをまずは日本で暮らす日本人が再認識する必要があると思われます。日本各地で地域に根差した多様な食材があることを地域全体で受け止め、尊重し、情報発信していく必要があるでしょう。また、日本の食文化は、年中行事と密接に関わって育まれてきていることからも、歴史的に脈々と受け継がれてきている和食を通して、人々のコミュニケーションがより円滑となり、多くの平和に繋がることが期待されます。

第 1 章　食と栄養

第2章 | メディカルハーブ
(Medical Herb)

　メディカルハーブは植物療法の一つで、植物そのもの、または植物に含まれる成分を経口で摂取し、または外用塗布を通じて、体内に吸収することにより、身体の機能および構造に作用するものを意味します（米国補完代替医療推進協会 AAMAA：American Complementary and Alternative Medicine Advancement Association）。植物療法には、メディカルハーブ以外に、アロマテラピー（アロマセラピー）とフラワーエッセンスなどがあげられます。アロマテラピー（アロマセラピー）は、芳香療法で、主にハーブの精油の香りを嗅ぐことにより、薬用効果を導くものです。また、フラワーエッセンスは、その植物の波動を感じることによって、健康に関わらず個人の問題の解決を導くものです。つまり、メディカルハーブとアロマテラピー（アロマセラピー）は植物の成分から薬効を引き出すのに対して、フラワーエッセンスは成分ではなく波動から薬用を引き出す方法です。

　ハーブ療法は、太古の昔から今日に至るまで、多くの文化において主要な民間療法の一つとして発展してきました。通常の医薬品に比べ、植物そのものは副作用も少なく、各症状に対し効果が見られるものも少なくないため、近年の需要の高まりとともに、ハーブ製剤の市場は今や一大ビジネスへと変貌を遂げてきています。

1．メディカルハーブとは

　植物療法は、古代人が始めた世界最古の自然療法と言えます。ハーブ（Herb）とは、香りのある草木を意味し、ラテン語で「緑の草」という意味のヘルバ（Herba）が語源です。歴史的には、4000年以上前から存在しており、多くのメディカル

ハーブは、すでに中国伝統医学やアーユルヴェーダなどの伝統医療に組み込まれていたり、民間療法として使用されてきました。メディカルハーブが様々な形で日常生活に根付いていたと考えられています。古代ローマ時代では、食品の風味づけや消臭、保存などに利用されてきました。また、医学が発達していない時代、抗菌力をはじめとする薬効によって感染症に対処し、心身の不調を癒し、病気を治す薬草として使われてきたとされています。

世界保健機関（WHO）は、ハーブについては伝統医療の中で位置づけており、代替補完医療（CAM : Complementary/Alternative Medicine）の一つとして、ハーブメディスン（Herb Medicine）を以下のように定義しています。

　　　ハーブメディスンは、ハーブ、ハーブ材料、ハーブ調整物及び完成したハーブ製品を含み、これらは植物の活性成分、または他の植物材料、またはその組み合わせを含む。

さらにハーブ（Herb）については以下のように定義しています。

　　　ハーブは、葉、花、果実、種子、茎、木材、樹皮、根、根茎又は他の植物部分などの粗製植物材料で、全体、断片化されたもの、あるいは粉末化されたものでもよい。

つまり、植物の様々な部分がハーブとして活用されるということを意味しています。米国国立衛生研究所（NIH : National Institutes of Health）は、現代医学以外のすべての医療を、以下のように分類しています。

1．中国伝統医学（鍼灸や漢方）・インド医学（アーユルヴェーダ）、ホメオパシー・各地の現住民の医療など、現代医学とは別の伝統的な医療体系。
2．睡眠療法・瞑想・音楽療法・祈祷などのような心身療法。
3．ハーブ類・その他の天然物（サメ軟骨やプロポリスなど）、体内物質（メラトニンや DHEA など）その他を用いた内服療法。

46

＊DHEA（Deydroepiandrosterone）デヒドロエピアンドロステロン：副腎や性腺で産出される男性ホルモンの一種。若返りのホルモンなどとも呼ばれているが、日本では食品として販売することは禁止されている。

4．マッサージ・指圧・ツイナ（推拳）・カイロプラクティスなど、身体に物理的に働きかける方法。

5．気功・霊気・手かざし療法・磁場や電流などを用いた治療など、エネルギー（気）による療法。

近年、これらの各療法は健康増進や疾病予防に加え、医療においても十分に治療効果が見られない疾患などに対するアプローチが盛んになってきています。いずれの療法にも今後益々期待がかかっていますが、未だ十分な科学的な根拠（エビデンス evidence）が得られていないものも多いのが現実です。

2．メディカルハーブと統合医療

厚生労働省では、統合医療（Integrative Medicine）は、近代西洋医学と相補（補完）・代替医療や伝統医学等とを組み合わせて行う療法であり、多種多様なものが存在するとした上で、「近代西洋医学を前提として、これに相補（補完）・代替療法や伝統医学等を組み合わせて更に QOL（Quality of Life：生活の質）を向上させる医療であり、医師主導で行うものであって、場合により多職種が共同して行うもの」と位置づけています（厚生労働省「統合医療」情報発信サイト　http://www.ejim.ncgg.go.jp）。日本統合医療学会では、「統合医療とは、さまざまな医療を融合し患者中心の医療を行うもので、科学的な近代西洋医学のみならず、伝統医学と相補（補完）・代替医療・更に経験的な伝統・民族医学や民間療法等も広く検討している」としています（日本統合医療学会　http://imj.or/intro）。先の米国国立衛生研究所（NIH：National Institutes of Health）の定義の他、わが国よりも議論が進んでいる米国においては、米国国立補完統合衛生センター（NCCIH：National Center for Complementary and Integrative Health）が、統合医療を「従来の医学と、

安全性と有効性について質の高いエビデンスが得られている相補（補完）・代替療法とを統合した療法」と定義づけています（https://nccih.gov）。このように若干ニュアンスは異なりますが、まとめると、従来の医学に相補（補完）・代替療法、伝統医学等とを統合（integrate）させた医療を意味するということになります。

　また、厚生労働省の検討会では、近代西洋医学と組み合わせる療法について、①食や経口摂取に関するもの、②身体への物理的刺激を伴うもの、③手技的行為を伴うもの、④感覚を通じて行うもの、⑤環境を利用するもの、⑥身体の動作を伴うもの、⑦動物や植物との関わりを利用するもの、⑧伝統医学、民間療法に分類しています（厚生労働省「統合医療」のあり方に関する検討会――これまでの議論の整理2013）。具体的には、①には食事療法やサプリメント、②にははり・きゅうや温熱療法、③にはマッサージやカイロプラクティック、④にはアロマテラピーや音楽療法、⑤には温泉療法、森林セラピー、⑥にはヨーガ、気功、⑦にはアニマルセラピー、園芸療法、⑧中国医学、アーユルヴェーダなどが含まれるとしています。

　各療法の中には、十分なエビデンスに乏しいものもあるため、厚生労働省では「統合医療」情報発信サイトを立ち上げ、情報の見極め方が重要であるとしており、以下の10か条を提示しています。

情報を見極めるための10か条（厚生労働省）

```
 1. 「その根拠は？」とたずねよう
 2. 情報のかたよりをチェックしよう
 3. 数字のトリックに注意しよう
 4. 出来事の「分母」を意識しよう
 5. いくつかの原因を考えよう
 6. 因果関係を見定めよう
 7. 比較されていることを確かめよう
 8. ネット情報の「うのみ」はやめよう
 9. 情報の出どころを確認しよう
10. 物事の両面を見比べよう
```

出典：厚生労働省ホームページ

48

3．自然療法としてのメディカルハーブ

　メディカルハーブも自然のものを使用するということで、「自然療法（Naturopathy or Naturopathic Medicine）」の一分野とされています。植物と人間との関わりは、古代人の時代から脈々と続いてきており、最も歴史がある自然療法の一つと言えます。自然療法の考え方は、健康なときの人体は全体的に一定のバランスがとれた状態となっていて、そのバランスが崩れようとしたときには、元の調和した状態に戻す力が働くと考える、すなわち自然治癒力を尊重した考え方であることが大きな特徴です。つまり、自然療法は、人間がもともと備わっている自然治癒力を最大限引き出す手助けをする療法であり、メディカルハーブもその一部と言えます。

　人間の心身を全体的（ホリスティック）にとらえ、その全体のバランスを重視する考え方は、臓器や部位に集中して直接働きかける近代医学の考え方との大きな違いと言えます。先進医療に関する研究は日進月歩であり目覚ましいですが、一方で生活習慣病などについては、未だ完全には克服できておらず、様々な療法の見直しがなされてきている中、自然療法に対する見直しもその一つと言えるでしょう。自然療法は、人体には生来から治癒する能力を兼ね備えているという考え方に基づき、病気を予防しあるいは病気と闘う人体が持つ能力を最大限に引き出すことをサポートするための療法を重視する方法です。治療には、原則化学薬品等を使用しないため、治療費用も高額にならず、また、診断法が現代主流医学と同様で、あくまで身体のもつ自己治癒力を高めるために、ひとつの治療法だけにこだわらず、ハーブ、栄養療法、ホメオパシー、カウンセリング、物理療法など多くの自然療法を用います。アメリカ自然療法医協会（American Association of Naturopathic Physicians, https://www.naturopathic.org）では、現代医学と伝統医学的な自然的アプローチを組み合わせて治療及び健康回復のためのサポートを行うとしており、自然療法は、統合医療の一つの療法と言えます。

4．メディカルハーブの特徴

　化学薬品は人間が作り出したものであり、多くの場合、その成分は単一であることが多いですが、天然であるハーブには多種多様の成分が相互に関与しているという点が特徴です。近代医学の薬の多くが単一成分なのに対して、メディカルハーブは多くの成分が含まれています。このことが天然のハーブの強みでもありますが、逆に危険性でもあります。強みとしては、作用が穏やかで、一点集中ではなく全身に作用し、多くの成分がバランスよく働くことです。また含まれている成分の量も医薬品に比べると少ないため、副作用など有害な作用が少ないと言えます。しかしながら、植物の中には、トリカブトのように人間の生命を奪ってしまうほどの強い毒性を持っているものもあるということに注意が必要です。

　天然物であるハーブの薬理作用の解明はまだ十分には成されておらず、これからの課題です。近年、世界中で研究が盛んに行われてきていますが、天然のハーブごとのすべての成分を特定し、それらの作用機序を完全に解明するにはまだまだ時間がかかりそうです。また、メディカルハーブについての取扱い方法、分類、推奨する植物は国によってまちまちであり、格差が見受けられます。また天然のメディカルハーブの生息地も世界中で異なっており、多くの植物が自然環境に左右されるため、大量生産が難しい場合も少なくありません。また、ある種のメディカルハーブを医薬品として認めている国もあればそうでない国もあり、また米国のようにハーブを食品として位置づけ、サプリメントというカテゴリーに入れている国もあります。

　わが国では、メディカルハーブの一部は生薬として医薬品のカテゴリーに入っており、和漢方として利用されていますが、その他のハーブは一般食品と同様のカテゴリーとなっています。各天然のメディカルハーブ毎の薬理作用や生体への様々な影響に関する研究の促進と同時に、地球規模でメディカルハーブに関する情報収集を行い、ビジネス先行のみではなく、安全性や栽培、普及も含めて、グローバルスタンダードの構築が急がれると思われます。

　わが国では 1970 年代から欧米の生活文化としてハーブが紹介されるようにな

り、特にハーブ料理やハーブ栽培などの分野で急速に普及してきました。その一方で、医療や健康増進の分野での活用や応用については、取り組みが遅れていましたが、日本メディカルハーブ協会を中心に、メディカルハーブに関する正しい情報の提供と、普及活動が進められており、次第に社会に浸透してきています（日本メディカルハーブ協会　JAMHA：Japan Medical Herb Association, http://www.medicalherb.or.jp）。

5．アスピリンの誕生とハーブの関係

　アスピリン（Aspirin）という薬の名前については、一度は耳にしたことがあるのではないでしょうか。アスピリン（アセチルサリチル酸　Acetylsalicylic acid）の効能は、「リウマチ、関節炎、発熱・頭痛、痛風の痛み、神経痛、腰痛症、筋肉痛、捻挫痛、月経痛などの痛みの鎮静」であり、多くの人々が痛み止めとして使用している薬です。日本の薬局方ではアスピリンが正式名称として収載されています。非ステロイド系の代表的な消炎鎮痛剤であり、脳の中枢神経系（体温調節中枢）に作用することで、発熱を下げて痛み・腫れを緩和します。アスピリン使用量は毎年およそ5万トンにも上ると言われており、世界中で使用されている鎮痛剤です。

　実はアスピリンは植物である柳の樹皮から抽出したサリチル酸をヒントに合成された薬物であり、アスピリンの源流は紀元前に遡ることができるとされています。紀元前より、柳の樹皮の抽出エキスは鎮痛・解熱のために用いられており、古代インドや中国、ギリシャでも柳の鎮痛効果はよく知られていたとされています。医学の父と呼ばれるギリシャの偉大な医師ヒポクラテスは、当時すでに柳の樹皮を鎮痛・解熱に、葉を分娩の痛みの緩和に用いたと言われています。その後、時を経て、1826年になってから有効成分が分離され、1853年にはフランスの化学者がアセチルサリチル酸の合成に成功したのですが、薬として世に出すことができず埋もれてしまいました。1897年、ドイツバイエル社のフェリックス・ホフマン博士は、リウマチを患う父の苦境を救うべく、副作用の少ない抗リウマ

チ薬の開発に没頭し、サリチル酸をアセチル化することでアスピリンを生成することに成功しました。バイエル社は、アスピリンの特許権を取得して、1899年には薬として発売を開始して大量生産に入り、解熱鎮痛剤、リウマチの薬として世界中で用いられるようになりました。医薬品に対するチェックの厳しい米国でもアスピリンだけは早くから処方せんなしで、ドラッグストアなどで購入できる大衆薬の一つです。約120年経っても世界中の人々に利用されている薬品は、もとはメディカルハーブであったことが分かります。つまり、近代医学の医薬品のルーツがメディカルハーブにあり、薬用植物に含まれている成分の中から有効なものだけを取り出し、さらにその成分と同じものを人工的に合成することで医薬品が生まれたことについて理解しておくことが重要です。

6. 代表的なメディカルハーブ

　メディカルハーブには、様々な種類があり、それぞれが人間の心身に影響を及ぼしています。心の健康と神経系に主に作用するものもあれば、呼吸器系に影響を及ぼしているものもあります。また、心蔵や血液循環、消化器系、関節、筋肉、皮膚などに対して、あるいは泌尿器、男性の健康、女性の健康などに影響を与えるものもあり、様々です。以下は代表的なメディカルハーブの種類と特徴です。

(1) ガーリック (Garlic)

　ガーリックは、現代においては、日常生活における食材として一般的なものですが、メディカルハーブの代表的なもののひとつと言えます。ガーリックは、タマネギやニラなとど同様、ネギ属（Allium）の仲間であり、原産地は中央アジアです。7000年前には栽培が始まっていたとされ、2000年前には古代ローマに生息する6種についてすでに記されています。古代エジプトで巨大なピラミッドが建設された際に、実際の作業にあたる労働者達に、ガーリックとタマネギが毎日の食事に提供されていました。また、古代ギリシャでは、オリンピックの競技者

が試合前にガーリックを食べており、ガーリックが運動能力の向上への効果が認められた最初の植物と言われています。中国では、すでに紀元前2000年には、消化器系及び呼吸器系の疾患、下痢、寄生虫の駆除や予防に処方されており、唐の時代（618-907年）に大規模に栽培された記録が残っており、まさにかなり昔から私達の人体に多くの恩恵をもたらしてきた代表的なハーブです。時代を遡っては、1858年フランスの細菌学者ルイ・パスツールが、ガーリック汁に感染性細菌を殺す力があることを発見しており、またアルベルト・シュバイツァーもアフリカで何年もの間、アメーバ赤痢の治療にガーリックを利用していました。

　生のガーリックは安全な野菜として販売され日々の食事に取り入れられており、乾燥させて加工したガーリックは、香辛料や調味料として食料品店に並んでいます。ガーリックの効能は沢山あり、消化器と肺の感染症に対する抗菌作用は高く評価されています。また、胃腸を保護する作用もあるとされています。さらに近年では、がんの発生リスクを減らす可能性も示唆されてきており、多くの効能が期待されているハーブです。

(2) ジンジャー（Ginger）

　ジンジャーの起源ははっきりしていませんが、熱帯アジアで栽培され、4400年以上も前から香辛料として使用されてきており、今でも香辛料や食材として人気の高いハーブです。ジンジャーはペッパーと同様、2000年前にはヨーロッパに伝わっており、紀元前500年には、孔子が生姜（ジンジャー）を毎食摂ることを推奨していたとされ、紀元前4世紀には中国伝統医学において「きわめて重要な薬草」とされた記録が残されています。13世紀には、マルコポーロがインドや中国でジンジャーが栽培されているのを目にしています。

　香りの強い刺激的な辛味には、消化を促す成分が含まれており、また抗菌作用もあるため、消化管の感染症や食中毒でも薦められています。製品としては、生のグリーンジンジャー（若いショウガ）、乾燥ジンジャー、保存したジンジャー、精油など幅広く、効能も先に述べた消化促進や風邪や気管支炎などの感染症の他、乗り物酔いによる吐き気などにも効果が見られるとされています。

第2章　メディカルハーブ

（3）ジンセン（オタネニンジン、アメリカニンジン　Ginseng）

　わが国では、主にオタネニンジンを朝鮮人参、高麗人参などと呼んでおり、様々な滋養強壮のための栄養ドリンクなどに含まれていることが多くなっています。ジンセンには、「薬草の王様」、「天国の根」、「世界の不思議」などの呼び名があります。ジンセンと言えば、中国、朝鮮半島、インドで、数千年にわたって用いられているオタネニンジン（Panax ginseng）がアジア原産のメディカルハーブで最も有名なものとなっています。北米のアメリカニンジン（P.Quinguefolius）は、発見は遅れましたが、同じ薬効をもつものであり、双方とも珍重されています。ヨーロッパからの移民が発見する以前から、ジンセンはアメリカ先住民にとって重要なメディカルハーブでありました。

　紀元前3000年、ジンセンは「魔法の力で生命を与える植物」、と古代インドの文献「ウェーダ」に記されています。属名「Panax」は、ギリシャ語に由来し、健康に良いこのハーブの根が「万能薬（panacea）」であることを示しています。ハーブ強壮剤の中で最も知名度が高いジンセンは、幅広い症状に効果があるとされています。アダプトゲンは、体を強くし病気への抵抗力や病気からの回復力をつけるために用いられます。また、ジンセンは、ストレス解消、疲労回復にとどまらず、糖尿病管理を助け、コレステロール値を下げたり、特定のがんへの予防効果も期待されています。

7．メディカルハーブビジネス

　ハーブ療法は、太古の昔から今日に至るまで、多くの文化において主要な民間療法の一つとして発展してきました。通常の医薬品に比べ、植物そのものは副作用も少なく、各症状に対し効果が見られるものも少なくありません。近年の需要の高まりとともに、ハーブ製剤の市場は今や一大ビジネスへと変貌を遂げてきています。今日、メディカルハーブ産業は、米国内では巨大ビジネスへと成長して

きました。製薬への応用を目指して伝統的な薬草の効果を調べる研究も進んでおり、そうした研究に提供されている資金を含めれば、相当な額になると言われています。米国以外の多くの先進国でも、ハーブ療法は一般的な健康法として、ますます多くの人々の間で取り入れられているのです。

　人類は歴史が始まったときから、植物を自らの健康と滋養のために活用してきました。私達の祖先は、メディカルハーブの力と限界を深く知るに伴い、それぞれの文化と伝統の中で、必要な植物の部位を収穫して調合するようになっていったのです。メディカルハーブは、神経系に主に効果がみられるもの、呼吸器系、心臓や血液循環、消化器系、関節、筋肉、皮膚、泌尿器、認知力など、種類によって異なる効果・効能がみられます。私達は、今日、普段の生活の中で、あたりまえのようにメディカルハーブを目にしています。健康食品店や有機食材店だけでなく、一般のチェーンストアやドラッグストアでも、ハーブの名前を記したカプセル錠や錠剤、精油などを目にします。またコーヒー店などのメニューにはコーヒーや紅茶の隣にハーブティーが並んでいます。このように様々な場所で、様々な種類の、様々な姿・形でメディカルハーブが売られており、世界中の人々が購入しているのが現状です。今後益々発展していくことが期待されます。

第3章 セルフメディケーション
(Self-Medication)

1. 薬事法を理解する

　私たちは、健康時には毎日の食事から栄養素を体内に取り入れていますが、風邪をひいたり、体調不良の場合には、一般的に薬に頼ることになります。わが国においては、薬に関するルールは薬事法によって定められています。セルフケア能力の習得には薬事法の理解が今後益々重要になってきます。

　一般的に薬事法と呼ばれている法律の正式名称は、「医薬品、医療機器等の品質、有効性及び安全性の確保等に関する法律」です。薬事法は1960年に制定され、翌年施行されました。その後時代の変化と共に何度か改正が行われてきましたが、2013年12月成立、翌年6月施行の改正では、法律の名称が「医薬品、医療機器等の品質、有効性及び安全性の確保等に関する法律」（医薬品医療機器法）に変更されました。大変大きな改正であり、本改正では、医薬品の添付文書等記載事項を最新の知見に基づくものとすること、医療機器及び体外診断用医薬品についての章の新設、医療機器等の製造業の登録制への移行、医療機器に用いられるプログラム等も規制対象とすること、再生医療等製品の特性を踏まえた規制の構築等、様々な改正がなされました。

　「医薬品、医療機器等の品質、有効性及び安全性の確保等に関する法律」の目的は以下の通りとなっています。

　　第一条　目的
　　　この法律は、医薬品、医薬部外品、化粧品、医療機器及び再生医療等製品の品質、有効性及び安全性の確保並びにこれらの使用による保健衛生上の危

害の発生及び拡大の防止のために必要な規制を行うとともに、指定薬物の規制に関する措置を講ずるほか、医療上特にその必要性が高い医薬品、医療機器及び再生医療等製品の研究開発の促進のために必要な措置を講ずることにより、保健衛生上の向上を図ることを目的とする。

これらの目的より、本法律は医薬品の他、医薬部外品、化粧品、医療機器や再生医療等製品を含めた、健康や医療に関する幅広い製品を扱うための法律であることが理解できると思われます。人間の生命にとって大変重要なものに関する法律であり、セルフケア能力の向上には、本法律の内容の理解は必要であると思われます。

さらに第一条の6では国民の役割について以下の通り、示されています。

　　　国民は、医薬品等を適正に使用するとともに、これらの有効性及び安全性に関する知識と理解を深めるよう努めなければならない。

法律内容は関連する分野の人々以外にとってはあまり関心がないと思われますが、本法律については、国民の役割にも明示されているように、一般の医薬品を含め、医薬品の適正使用を心がけるためにも多くの人々が内容を理解することを求められているのです。

（1）医薬品の定義

各医薬品の定義は以下の通りとなっています。「医薬品」、「医薬部外品」、「化粧品」、「医療機器」、「高度管理医療機器」、「管理医療機器」、「一般用医療機器」、「特定保守点検管理医療機器」、「再生医療等製品」、「生物由来製品」、「特定生物由来製品」に分類されており、それぞれ定義されています。「医薬品」、「医薬部外品」、「化粧品」の具体的な定義は以下の通りとなっています。

　第二条　この法律で「医薬品」とは次に掲げる物をいう。

一　日本薬局方に収められている物

二　人又は動物の疾病の診断、治療又は予防に使用されることが目的とされている物であって、機械器具、歯科材料、医療用品及び衛生用品でないもの

三　人又は動物の身体の構造又は機能に影響を及ぼすことが目的とされている物であって、機械器具等でないもの

２　この法律で「医薬部外品」とは次に掲げるものであって、人体に対する作用が緩和なものをいう。

一　次のイからハまでに掲げる目的のために使用される物であって、機械器具等でないもの

　　イ　吐きけその他の不快感又は口臭もしくは体臭の防止

　　ロ　あせも、ただれ等の防止

　　ハ　脱毛の防止、育毛又は除毛

二　人又は動物の保健のためにするねずみ、はえ、蚊、のみその他これらに類する生物の防除の目的のために使用されるものであって機械器具等ではないもの

３　この法律で「化粧品」とは、人の身体を清潔にし、美化し、魅力を増し、容貌を変え、又は皮膚若しくは毛髪を健やかに保つために、身体に塗擦、散布その他これらに類似する方法で使用されることが目的とされている物で、人体に対する作用が緩和なものをいう。（以下省略）

　このように、医薬部外品は、吐き気や口臭や体臭の防止、あるいはあせもやただれ等の防止、脱毛の防止や育毛又は除毛に関するものであり、日常生活においてドラッグストア等で、多くの人々がよく購入されているものであることがわかります。これらの各製品は、医薬部外品に分類され、薬事法によって安全性が保障されていることを理解しておくことが必要です。また、化粧品は、改めて定義してみると、人の身体を清潔にし、美化し、魅力を増し、容貌を変えたり、皮膚

第３章　セルフメディケーション　59

や毛髪を健やかに保つために、身体に塗擦、散布するものであり、化粧品は多くの場合、直接顔などの目立つ部分に使用するため、安全性の保障は大変重要となります。これらに関しても、薬事法によってしっかりと守られているのです。

（2）医薬品の種類と効能

さらに、本法律では、医薬品、医療機器等の品質、有効性及び安全性の確保等に関する法律施行に基づき、厚生労働大臣が各医薬品の種類を指定しています。各医薬品の品目ごとの種類と私達が日常ドラッグストアなどで購入する各医薬品は以下の種類に分類され、定義されていることを今一度確認し、自らは今どのような目的で、どのような医薬品を購入し、服用しているかについての理解を深めていくことが、今後セルフケア能力を高めるためには益々求められてくると思われます。

かぜ薬：かぜ症候群に対して用いることを目的として調製された内服用薬剤であって、錠剤、カプセル剤、丸剤、顆粒剤、散剤及びシロップ剤の剤型のもの（医師が患者に施用し、又は処方することを目的とするもの及び徐放性製剤を除く。）をいう。
（効能及び効果）　かぜの諸症状（鼻水、鼻づまり、くしゃみ、のどの痛み、せき、たん、悪寒（発熱によるさむけ）、発熱、頭痛、関節の痛み、筋肉の痛み）の全部又は一部の緩和を図るものでなければならない。

解熱鎮痛薬：鎮痛又は解熱を目的として調製された内服用薬剤であって、錠剤、カプセル剤、丸剤、顆か粒剤又は散剤の剤形のもの（医師が患者に施用し、又は処方することを目的とするもの及び徐放性製剤を除く）をいう。
（効能及び効果）　①頭痛、歯痛、抜歯後の疼痛、咽頭痛（のどの痛み）、耳痛、関節痛、神経痛、腰痛、筋肉痛、肩こり痛、打撲痛、骨折痛、ねんざにともなう痛み（ねんざ痛）、月経痛（生理痛）又は外傷痛の鎮痛、②悪寒（発熱によるさむけ）又は発熱時の解熱

瀉下薬：便秘症状に用いること又は腸内容物の排除を目的として調製された内服用薬剤であって、カプセル剤、顆粒剤、丸剤、細粒剤、散財、舐剤、錠剤、浸剤、煎剤用製剤、チョコレート剤（有効成分にカカオ脂などの油脂性の成分を加え、混和融合し、一定の形状に製したもので、口中でそしゃくし、又は溶解させて用いる製剤をいう。）又は内服液剤の剤型のもの（医師が患者に施用し、又は処方することを目的とするもの、漢方処方に基づく製剤及び徐放性製剤を除く。）をいう。

（効能及び効果）　①便秘、②便秘に伴う症状（頭重、のぼせ、肌荒れ、吹出物、食欲不振（食欲減退）、腹部膨満、腸内異常醗酵、痔）の緩和、③腸内容物の急速な排除、④乳幼児の便秘

鎮咳去痰薬：鎮咳又は去痰を目的として調製された内服用薬剤であって、カプセル剤、顆粒時、丸剤、散剤、錠剤、経口液剤（エリキシル剤を除く）、シロップ剤、トローチ剤またはドロップ剤（有効成分に白糖、水飴などを加え、一定の形状に製したもので、口中で徐々に溶解させ、又は崩壊させて用いる製剤をいう。）の剤形のもの（医師が患者に施用し、又は処方することを目的とするもの、漢方に基づく製剤、生薬のみからなる製剤及び徐放性製剤を除く。）をいう。

（効能及び効果）　①せき、喘鳴（ぜーぜー、ひゅーひゅー）をともなうせき又は痰、②のどの炎症による声がれ・のどの荒れ・のどの不快感・のどの痛み・のどのはれ、③のどの痛みを伴うせき、痰、④痰、痰のからむせき

鎮暈薬：乗り物酔いによるめまい、吐き気、頭痛等の症状の予防又は緩和に用いることを目的として調製された内服用薬剤であって、カプセル錠、顆粒剤、丸剤、細粒剤、散財又は内用液剤の剤型のもの（医師が患者に施用し、又は処方することを目的とするもの、漢方処方に基づく製剤及び徐放性製剤を除く。）をいう。

（効能及び効果）　乗物酔いによるめまい、吐き気、頭痛の予防又は緩和の範

第3章　セルフメディケーション　61

囲とする。

医療用ガス：ガス又はガスを低温液化したものであって、使用時にガスとして
用いる医療用医薬品をいう。有効成分の種類は、液体酸素、液体窒素、亜酸
化窒素とする。

点眼薬及び洗眼薬：眼の疾病の治療若しくは予防を目的として又はハードコン
タクトレンズを装着するときに用いることを目的として調製された眼粘膜に
適用する薬剤であって、点眼剤（点眼液及び洗眼液をいう。）の剤型のもの（医
師が患者に施用し、又は処方することを目的とするものを除く）をいう。
（効能及び効果）①一般点眼薬については、目の疲れ、結膜充血、眼病予防（水
泳の後、ほこりや汗が目に入ったときなど）、紫外線その他の光線による眼
炎（雪目など）、眼瞼炎（まぶたのただれ）、ハードコンタクトレンズを装着
しているときの不快感、目のかゆみ又は目のかすみ（目やにの多いときなど）
の範囲とする、②抗菌性点眼薬については、結膜炎（はやり目）、ものもらい、
眼瞼炎（まぶたのただれ）又は目のかゆみの範囲とする、③人工涙液につい
ては、目の疲れ、涙液の補助（眼のかわき）、ハードコンタクトレンズを装
着しているときの不快感又は目のかすみ（目やにの多いときなど）の範囲と
する、④コンタクトレンズ装着液については、ハードコンタクトレンズの装
着を容易にする範囲とする、⑤洗眼薬については、目の洗浄又は眼病予防（水
泳の後、ほこりや汗が目に入ったときなど）の範囲とする。

ビタミン主薬製剤：ビタミンの有効性が期待される症状又はその補給に用いる
ことを目的として、一種以上のビタミンを主体とし調製された内服用薬剤で
あって、カプセル剤、顆粒剤、丸剤、散剤、舐剤、錠剤、ゼリー状ドロップ
剤（有効成分にペクチン、白糖などを加え、ゼリー状の一定の形状に製した
もので、口中でそしゃくして用いる製剤をいう。）又は内用液剤の剤型のも
の（医師が患者に施用し、又は処方することを目的とするもの及び徐放性製
剤を除く。）をいう。

（効能及び効果）

①酢酸レチノール、パルミチン酸レチノール、ビタミンA油の有効成分のみを必須の成分として配合するものの効能及び効果—目の乾燥感の緩和、夜盲症（とり目）、妊娠・授乳期、病中病後の体力低下時又は発育期のビタミンAの補給

②肝油、強肝油のみを必須の成分として配合するものの効能及び効果—目の乾燥感の緩和、夜盲症（とり目）、妊娠・授乳期、病中病後の体力低下時、発育期又は老年期のビタミンADの補給

③ビタミンD主薬製剤の効能及び効果—骨歯の発育不良、くる病の予防、妊娠・授乳期、発育期又は老年期のビタミンDの補給

④ビタミンE主薬製剤の効能及び効果—末梢血行障害による肩・首すじのこり、冷え、手足のしびれ・冷え又はしもやけの緩和、更年期における肩、首すじのこり、手足のしびれ、冷え又はしもやけの緩和、月経不順、老年期のビタミンEの補給

⑤ビタミンB_1主薬製剤の効能及び効果—神経痛、筋肉痛・関節痛（腰痛、肩こり、五十肩など）、手足のしびれ、便秘又は眼精疲労の緩和、脚気、肉体疲労時、妊娠・授乳期又は病中病後の体力低下時のビタミンB_1の補給

⑥ビタミンB_2主薬製剤の効能及び効果—口角炎、口唇炎、口内炎、舌炎、湿疹、皮膚炎、かぶれ、ただれ、にきび、肌あれ、赤鼻、目の充血又は目のかゆみの緩和、肉体疲労時、妊娠・授乳期又は病中病後の体力低下時のビタミンB_2の補給

⑦ビタミンB_6主薬製剤の効能及び効果—口角炎、口唇炎、口内炎、舌炎、湿疹、皮膚炎、かぶれ、ただれ、にきび、肌あれ又は手足のしびれの緩和、妊娠・授乳期又は病中病後の体力低下時のビタミンB_6の補給

⑧ビタミンC主薬製剤の効能及び効果—しみ、そばかす又は日やけ・かぶれによる色素沈着の緩和、歯ぐきからの出血又は鼻出血の場合の出血予防、肉体疲労時、妊娠・授乳期、病中病後の体力低下時又は老年期のビタミンCの補給

⑨ビタミンAD主薬製剤の効能及び効果—目の乾燥感の緩和、骨歯の発育

不良、夜盲症（とり目）、くる病の予防、妊娠・授乳期、病中病後の体力低下時、発育期又は老年期のビタミンADの補給

⑩ビタミンB₂B₆主薬製剤の効能及び効果—口角炎、口唇炎、口内炎、舌炎、湿疹、皮膚炎、かぶれ、ただれ、にきび又は肌あれの緩和、肉体疲労時、妊娠・授乳期又は病中病後の体力低下時のビタミンB₂B₆の補給

⑪ビタミンEC主薬製剤の効能及び効果—末梢血行障害による肩・首すじのこり、手足のしびれ・冷え又はしもやけの緩和、しみ、そばかす又は日やけ・かぶれによる色素沈着の緩和、歯ぐきからの出血又は鼻出血の場合の出血予防、肉体疲労時、病中病後の体力低下又は老年期のビタミンECの補給

⑫ビタミンB₁B₆B₁₆主薬製剤の効能及び効果—神経痛、筋肉痛・関節痛（腰痛、肩こり、五十肩など）、手足のしびれ又は眼精疲労の緩和、肉体疲労時、妊娠・授乳期又は病中病後の体力低下時のビタミンB₁B₆B₁₆の補給

浣腸薬：便秘症状に用いることを目的として調製された直腸内に適用する薬剤であって、液剤又は坐剤の剤型のもの（医師が患者に施用し、又は処方することを目的とするものを除く。）をいう。

（効能及び効果）　便秘

駆虫薬：寄生虫の駆除を目的として調製された内服用薬剤であって、カプセル剤、顆粒剤、丸剤、散剤、錠剤、煎剤用製剤、チョコレート剤又は内用液剤型のもの（医師が患者に施用し、又は処方することを目的とするもの、漢方処方に基づく製剤及び徐放性製剤を除く。）をいう。

（効能及び効果）　回虫及びぎょう虫、回虫、ぎょう虫の駆除の範囲とする。

鼻炎用点鼻薬：鼻炎症状の緩和を目的として調製された鼻腔内に適用する薬剤であって、液剤の剤型のもの（医師が患者に施用し、又は処方することを目的とするものを除く。）をいう。

（効能及び効果）　①急性鼻炎、アレルギー性鼻炎又は副鼻腔炎の諸症状のうち、鼻水（鼻水過多）、鼻づまり、くしゃみ又は頭重（頭が重い）の緩和

鼻炎用内服薬：鼻炎用症状の緩和を目的として調製された内服用薬剤であって、カプセル剤、顆粒剤、丸剤、散剤、錠剤、経口液剤（エリキシル剤を除く。）又はシロップ剤の剤形のもの（医師が患者に施用し、又は処方することを目的とするもの、漢方処方に基づく製剤、生薬のみからなる製剤及び徐放性製剤を除く。）をいう。

（効能及び効果）　急性鼻炎、アレルギー性鼻炎又は副鼻腔炎の諸症状のうち、鼻水（鼻汁過多）、鼻づまり、くしゃみ、なみだ目、のどの痛み又は頭重（頭が重い）の緩和

胃腸薬：胃腸疾患の症状に用いることを目的として調製された内服用薬剤であって、カプセル剤、顆粒剤、丸剤、散剤、舐剤、錠剤又は内用液剤の剤型のもの（医師が患者に施用し、又は処方することを目的とするもの、瀉下薬、漢方処方に基づく製剤、生薬のみからなる製剤及び徐放性製剤を除く。）をいう。

（効能及び効果）　有効成分によって異なる。①胃酸過多、胸焼け、胃部不快感、胃部膨満感、もたれ（胃もたれ）、胃重、胸つかえ、げっぷ（おくび）、吐き気（むかつき、胃のむかつき、二日酔・悪酔いのむかつき、嘔気、悪心）、嘔吐、飲み過ぎ（過飲）及び胃痛、②食欲不振（食欲減退）、胃部・腹部膨満感、消化不良、胃弱、食べ過ぎ（過食）、飲み過ぎ（過飲）、胸焼け、もたれ（胃もたれ）、胸つかえ、はきけ（むかつき、胃のむかつき、二日酔・悪酔いのむかつき、嘔気、悪心）及び嘔吐、③消化促進、消化不良、食欲不振（食欲減退）、食べ過ぎ（過食）、もたれ（胃もたれ）、胸つかえ及び消化不良による胃部・腹部膨満感、④整腸（便通を整える）、腹部膨満感、軟便及び便秘、⑤下痢、消化不良による下痢、食あたり、吐き下し、水あたり、下り腹、軟便及び腹痛を伴う下痢、⑥胃痛、腹痛、差込み（疝痛、癪）、胃酸過多及び胸焼け

外用痔疾用薬：痔疾症状の緩和を目的として調製された肛門部又は直腸内に適用する薬剤であって、エアゾール剤、液剤、坐剤（軟カプセル剤を含む。）

又は軟膏剤の剤型のもの（医師が患者に適用し、又は処方することを目的とするもの、漢方処方に基づく製剤及び生薬のみからなる製剤を除く。）をいう。
（効能及び効果）　①エアゾール剤、液剤及び軟膏剤（塗布するものに限る。）の効能及び効果の範囲は、切れ痔（裂け痔）・いぼ痔の痛み・かゆみ・はれ・出血・ただれの緩和及び消毒とする。②坐剤又は軟膏剤（注入するものに限る。）の効能及び効果の範囲は、切れ痔（裂け痔）・いぼ痔の痛み・かゆみ・はれ・出血の緩和とする。

みずむし・たむし用薬：みずむし・たむし症状に用いることを目的として調製された外皮に適用する薬剤であって、エアゾール剤、軟膏剤、液剤又は散剤の剤型のもの（医師が患者に施用し、又は処方することを目的とするもの、漢方処方に基づく製剤及び生薬のみからなる製剤を除く。）をいう。
（効能及び効果）　効能及び効果の範囲は、みずむし・いんきんたむし・ぜにたむしとする。

鎮痒消炎薬：鎮痒・消炎を目的として調製された外皮に適用する薬剤であって、外用液剤、スプレー剤（副腎皮質ホルモンを含有するものを除く。）、軟膏剤、クリーム剤及びゲル剤の剤型のもの（医師が患者に施用し、又は処方することを目的とするものを除く。）をいう。
（効能及び効果）　湿疹、皮膚炎、あせも、かぶれ、かゆみ、しもやけ、ただれ、虫さされ又はじんましん（有効成分による）

２．一般用医薬品の分類と販売方法

　一般用医薬品のインターネット販売等の適切なルールの整備等を内容とする、薬事法及び薬剤師法の一部を改正する法律が、2014年6月から施行されています。一般用医薬品の販売方法については、これまで厚生労働省令で、インターネット販売を含む郵便等販売が認められるのは、第3類医薬品に限り、第1類医薬品と

第2類医薬品は対面で販売することとされていました。しかしながら、2013年1月11日の最高裁判決において、厚生労働省令で一律に第1類医薬品および第2類医薬品の郵便等販売を禁止することは、薬事法の委任の範囲を超えるものであり、違法・無効とされたのです。こうした経緯を踏まえ、一般用医薬品のインターネット販売等に関する新たなルール作りのための検討会による検討を経て、「薬事法及び薬剤師法の一部を改正する法律」が施行されることとなったのです。

　医療用医薬品（処方薬）については、人体に対する作用が著しく、重篤な副作用が生じるおそれがあるため、これまでどおり薬剤師が対面で情報提供・指導することとされました。一般用医薬品については、適切なルールの下において、原則すべてネット販売が可能となりました。一般用医薬品の販売については、①薬局・薬店の許可を取得した店舗での販売、②購入者の状態に応じた情報提供と、購入者側の理解の確認など、専門家の適切な関与、③第1類医薬品について情報提供義務免除の範囲よび判断者の見直し、④濫用等のおそれのある医薬品の販売個数の制限等、⑤使用期限切れの医薬品の販売禁止、⑥オークション形式での販売の禁止、⑦購入者によるレビューや口コミ、レコメンドの禁止、⑧指定第2類医薬品について、禁忌の確認を促すための掲示・表示、⑨販売サイトの届出など偽販売サイトの監視対策等のルールが整備されました。

表1　医薬品の分類と販売方法

---

① 　医療用医薬品（処方薬）　　　　　対面販売
② 　要指導医薬品（承認に際して、製造販売後に安全性に関する調査を実施することとされた品目や毒薬、劇薬のうち、厚生労働大臣が薬事・食品衛生審議会要指導・一般用医薬品部会の意見を聴いた上で指定するもの）　対面販売
③ 　一般用医薬品
　　第1類―ネット販売可
　　第2類―ネット販売可
　　第3類―ネット販売可

出典：国民衛生の動向 Vol.63,No.9　2016 を基に著者作成

改正薬事法では、医療用医薬品と一般用医薬品の間に要指導医薬品という新しいカテゴリーが設けられ、要指導医薬品については、使用者本人に対面により情報提供・指導した上で販売することとされました。なお、これらのうち、毒薬、劇薬以外の品目については、一定の安全性評価期間（原則３年）終了後、安全性が確認されれば一般用医薬品に移行し、インターネット等での販売が可能となります。要指導医薬品は一般用医薬品に移行してから、１年間は第１類医薬品となります。その後、１年間で１～３類のいずれに分類するか検討・決定されるのです。これにより、医薬品は、主として医療用医薬品、要指導医薬品及び一般用医薬品の３つに分類され、このうち一般用医薬品について、インターネット等での販売が認められるようになったのです（表１）。医療用医薬品や要指導医薬品の販売や授与については、薬剤師が必要な薬学的知見に基づく指導を行うこととされました。

　これらの一連の薬事法の改正を概観してもわかる通り、一般に購入できる医薬品の品目が大変多くなり、かつインターネットでの販売が可能となっています。このことは、医師や薬剤師の直接の指導の下ではなく、国民が自らの身体の状況に合わせ、自らの健康回復のために必要な医薬品を購入し服薬する、すなわちセルフメディケーションが普及することを意味します。医薬品の分類も複雑であり、かつ各医薬品の効能や薬理作用も多種多様な中、薬に関する知識の啓蒙や情報提供のための機会の提供は急務と言えます。

3. 後発医薬品（ジェネリック医薬品）

　現在、医療機関等で保険診療に用いられている医療用医薬品として官報に告示されている品目は、約１万６千ありますが、このうち、新しい効能や効果を有し、臨床試験等によるその有効性や安全性が確認され、承認された薬品を先発医薬品といいます。また先発医薬品の特許が切れた後に、先発医薬品と成分や規格等が同一で、治療学的に同等であるとして承認される医薬品を後発医薬品（いわゆるジェネリック医薬品）と呼んでいます。

後発医薬品は、開発費用が安く抑えられることから、先発医薬品に比べて薬価が低くなっています。このため、後発医薬品の普及は、患者負担の軽減、医療保険財政の改善に資するものであり、政府は積極的に推進しています。社会保障・税一体改革大綱（2012年2月閣議決定）の中において、後発医薬品推進の総合的な使用促進を図ることとされ、2017年には後発医薬品の数量シェアを70%以上とするとともに、2018年から2020年度末までの間のなるべく早い時期に80%以上とする数量シェア目標が定められましたが、わが国における後発医薬品の普及は欧米に比較してあまり進んでいないのが現状です。これには様々な要因がありますが、その一つに医師、薬剤師などの医療関係者の間で、後発医薬品の品質や情報提供、安定供給に対する不安が存在していることが挙げられるとしています。

　医師によって処方される薬については、専門性が高いため、患者はこれまで薬の名称や製薬会社名などについてはほとんど関心がなく、単に、自身の病気に1日1回服用する、あるいは白い錠剤を2錠服用するなど、実際に自らの体内に取り入れているにも関わらず、深く考えてこようとしない傾向が強く、このことは日本のこれまでの医療の特徴でもある、お任せ医療の中の一つの傾向でありました。しかしながら、現在医療費が高騰する中、これまでのお任せ医療では患者自らが十分な医療を受けられない可能性も出てきました。今後、賢い医療消費者としての患者は、自らに処方されている薬はジェネリック医薬品なのか、また、現在、服用している薬にはジェネリック医薬品はないのかなどについても積極的に学習していくことが強く求められてきているのです。

4．サニタリー・ライフケア商品

　薬のように、多くが直接人間の体内に入れるものではありませんが、公衆衛生上、私達の生活に欠かせない日常の商品などであるサニタリー・ライフケア商品については、総務省の日本標準商品分類中、「中分類88―化粧品、歯みがき、石けん、家庭用合成洗剤及び家庭用化学製品」が主な対象となります。商品分類を

第3章　セルフメディケーション　69

見てみると、以下の通りとなっています。私達の生活において毎日使用されているものですが、改めてどのような分類になっているかについて確認しておいていただきたいところです。

（1）化粧品
・香水及びオーデコロン：香水、オーデコロン
・仕上用化粧品：口唇用化粧品、眼・まゆ・まつげ化粧料、つめ化粧料、おしろい、ほほべに、化粧下、化粧粉、その他の仕上用化粧品
・皮膚用化粧品：クリーム、乳液、洗顔料、フェイシャルリンス、化粧水、化粧液、パック、化粧用油、その他の皮膚用化粧品
・頭髪用化粧品：洗髪料、パーマネントウェーブ液、ヘアスプレー、養毛料、整髪料、スキャルプトリートメント（頭皮料）、染毛料、その他の頭髪用化粧品
・特殊用途化粧品：日やけ止め・日やけ用化粧品、脱毛料、浴用化粧品、ひげそり用化粧品、デオドラント用品、化粧紙、その他の化粧品
（2）歯みがき
・練り歯みがき、潤製歯みがき、粉歯みがき、水歯みがき（洗口液）
（3）石けん（シャンプーを除く）
・化粧石けん：固形化粧石けん、液状化粧石けん、練状化粧石けん
・薬用石けん：殺菌剤を配合した薬用石けん、消炎剤を配合した薬用石けん、その他の薬用石けん
・洗たく石けん：固形洗たく石けん、チップ・フレーク洗たく石けん、粉末洗たく石けん
・繊維用石けん：固形繊維用石けん、粉末繊維用石けん、液状繊維用石けん
・工業用石けん（繊維用石けんを除く）：固形工業用石けん、粉末工業用石けん、ペースト状工業用石けん
（4）家庭用合成洗剤
・合成洗剤（衣類用）：陰イオン系合成洗剤、非イオン系合成洗剤、陽イオン系合成洗剤、両性イオン系合成洗剤

- 合成洗剤（衣類用を除く）：陰イオン系合成洗剤、非イオン系合成洗剤、陽イオン系合成洗剤、両性イオン系合成洗剤
（5）家庭用化学製品（包装されたもの）
- 家庭用洗浄剤、みがき剤及びクリーニング剤（石けん及び合成洗剤を除く）：洗浄剤（石けん分のないもの）、ドライクリーニング剤、クレンザー、ガラスみがき剤
- 家庭用つや出し剤、ワックス及び関連製品（自動車用つや出し剤及びワックスを含む）：自動車用つや出し剤及びワックス、皮革つや出し剤及び仕上げ剤、くつ墨及びくつみがき剤、金属みがき剤
- 家庭用染料
- 家庭用接着剤（ゴムセメントを除く）：でん粉質のり、セルロース系接着剤、プラスチック接着剤、合成ゴム接着剤、ホットメルト接着剤

　これらの商品の特徴としては、日常生活において毎日使用する商品がほとんどであることがまず分かります。つまり、し好品やぜいたく品のように必ず購入しなくてもよいものではなく、一般的な家庭においては、購入する価格の幅は異なるにせよ、洗顔したり、洗髪したり、入浴したり、ひげを剃ったりすることは、一生涯続くことであるのが特徴です。つまり、良質で安価、安全性の高い優れた商品を賢い消費者は購入することが求められています。

　また、歴史的に見て、文明の発達によって進化してきた分野であり、古くからは存在しないものが多いということも特徴です。家電製品の三種の神器のうちの一つである洗濯機は、私達が身に付けているものの清潔の保持に大変貢献しており、それらに必要不可欠な洗剤類がまず含まれます。昔は川などで洗たくをしていたことを考えると、豊かな生活における必要商品ということがわかります。実はこのことは、グローバルな視点から見ると、現代でも当てはまることが多いのです。開発途上の国々にあっては、毎日の身体の清潔管理に関しては、洗濯機の存在がない、毎日の入浴ができる環境にないなどから、これらの商品を日常的に購入、使用していない国々も多いはずです。つまり、世界的に共通の市場ではなく、先進的な国家における消費が多い商品であり、また今後経済発展を遂げる国々

第3章　セルフメディケーション　71

が増えることにより、市場が拡大することが確実な分野と言えます。

5．サニタリー・ライフケア業界分析

　先に述べたような各商品を扱っている業界はどのようになっているのでしょうか。我が国における一般的な業界研究分類では、「化粧品・トイレタリー」で分類されています。大きくは「家庭用品」、「化粧品」、「殺虫剤」などに分類されており、以下のような業界分析がなされています（業界地図参考）。

　2017年の化粧品の国内市場見込みは、2兆円以上とも言われ、2014年秋以降、外国人旅行者によるインバウンド効果などで、高級化粧品などのスキンケア関連商品の販売が好調に推移しています。販路別にみると、ドラッグストアや通販のシェアが拡大傾向にあります。一方、洗浄剤市場は濃縮型の衣料用液体洗剤が拡大をけん引しています。香りや防菌効果などの付加価値の高い商品が人気となっていますが、粉末タイプの洗剤は需要の低迷が続いています。化粧品・トイレタリー業界では、シニア対応製品とアジア市場の拡大が今後の焦点となります。化粧品では、各社とも50代の女性をターゲットにした商品展開に注力しています。人口の増加と所得水準の向上が続く東南アジアでは現地の需要に応じた製品開発を各社とも加速しています。アジアを舞台にした欧米メーカーとの競争は一段と激しくなることが予測されています。

　今後は、まず、国内ではシニア層への対応の強化が益々重要になることが予測されることです。本格的な高齢化への対応として、大人用おむつ市場が拡大することは確実であり、各社による研究開発が活発化することが見込まれます。さらに、グローバル化については、アジア市場を中心にニーズが増大するとともに、すでにグローバル展開をしてきた各国企業との競争が激化することが予測されます。

　家庭用品業界における国内代表的企業としては、花王、ライオン、ユニ・チャーム、小林製薬、サンスター、エステー、クラシエホールディングスなどがあります。このうち花王については、日用品最大大手であり、売上は1兆円を超え、他

の企業をはるかに上回っています。花王は、2006年産業再生機構から旧カネボウ化粧品事業を買収しており、化粧品販売にも近年、力を入れてきています。ライオンはオーラルケアが強く、ユニ・チャームは紙おむつや生理用品で首位、小林製薬は芳香剤で首位、医薬品にも強く、エステーは防虫剤１位で、芳香剤にも力を入れているなど、幅広い日用品の中で、それぞれの強みを生かした戦略を展開しています。殺虫剤については、アース製薬、フマキラー、大日本除虫菊などがありますが、アース製薬が殺虫剤最大手であり、近年日用品も拡大中であり、白元を買収し、事業を強化してきています。化粧品では、最大手の資生堂、コーセー、男性向け化粧品首位のマンダム、そして、訪問販売を中心とする、ポーラ・オルビスホールディングス、日本メナード化粧品などがあります。通販事業として、DHCやファンケル、ドクターシーラボなどが化粧品を扱っており、化粧品については様々な事業形態が参入してきています。

　しかし、これらの日用品は、毎日世界中のニーズのあるものであるため、グローバル企業がすでに我が国においても大きなシェアを占めているのが実態です。日用品世界最大手のアメリカプロクター＆ギャンブル（P&G）や、世界第２位イギリスユニリーバがそれぞれ日本法人を持ち、国内のシェアも伸ばしており、すでにグローバル競争が起きていると言えます。化粧品も同様であり、世界最大手のフランスロレアルや総合高級化粧品メーカーのアメリカエスティローダーも日本法人をそれぞれ持っています。

　ここから、毎日の生活に必要なサニタリー・ライフケア商品に関する業界の競争は大変激しいことが分かると思われますが、今後医療消費者は、厳しい目を持って、質、安全性、価格のバランスをしっかりと見極めていくことが必要と思われます。

６．健康サポート薬局について

　薬局に関しては、医薬品医療機器法第８条の２において、薬局開設者は厚生労働省令で定めるところにより、医療を受ける者が薬局の選択を適切に行うために

第３章　セルフメディケーション　73

必要な情報として厚生労働省令で定める事項を当該薬局の所在地の都道府県知事に報告する、いわゆる「薬局機能情報提供制度」がありますが、健康情報拠点薬局のあり方に関する検討会より「健康サポート薬局のあり方について」報告書がとりまとめられています。医薬分業が進んできている中で、地域における薬局の役割がより重要となってきています。

「日本再興戦略（2013年6月14日閣議決定）」において、「薬局を地域に密着した健康情報の拠点として、一般用医薬品等の適正な使用に関する助言や健康に関する相談、情報提供を行う等、セルフメディケーションの推進のために薬局・薬剤師の活用を促進する」との内容が盛り込まれたことを受けたものであり、住民により身近な存在である「健康サポート薬局」が誕生することになりました。

健康サポート機能を有する薬局は、かかりつけ薬剤師・薬局の基本的機能を備える必要があり、更に①服薬情報の一元的な把握とそれに基づく薬学的管理・指導、②24時間対応、在宅対応、③かかりつけ医を始めとした医療機関等との連携強化が求められます。特に②の24時間対応、在宅対応要件としては、具体的に、開局時間外であってもいつでもかかりつけ薬剤師（かかりつけ薬剤師が対応できない時間帯がある場合にはかかりつけ薬剤師と適切に情報共有している薬剤師を含む）が患者からの相談等（必要に応じ調剤を行うことを含む）に対応する体制を整備していることや、在宅患者に対する薬学的管理及び指導の実績があることが求められています。今後は自身の薬の管理をしてくれている薬局が24時間体制で対応することになり、人々にとっては頼もしい存在となることが期待されます。

薬剤師に求められる資質については、一般用医薬品や健康食品等の適切な使用に関する助言や健康の維持・増進に関する相談応需、適切な専門職種や関係機関への紹介等を適切に実施できることが重要であるとされ、一定の研修を修了した薬剤師が常駐することが求められています。さらに、利用者が相談しやすい環境を作り、地域住民のニーズに対応するためには要指導医薬品等や衛生材料、介護用品等について、利用者自らが適切に選択できるよう供給機能や助言の体制を有していることも求められています。健康食品や介護用品等については、これまで地域住民は自身の基準で選択し、購入してきた傾向が強いと思われますが、今後

は「健康サポート薬局」が相談対応可能となることにより、健康な地域づくりが一層進むことと思われます。同時に、薬剤師のカバーする範囲も各段に広がることより、量・質ともに充実した研修が求められていると言えます。

　健康サポートに関する具体的な取組の実施については、率先して地域住民の健康サポートを積極的かつ具体的に実施するという役割を踏まえ、薬剤師による薬の相談会の開催、禁煙相談の実施、健診の受診勧奨や認知症早期発見につなげる取組、医師や保健師と連携した糖尿病予防教室や管理栄養士と連携した栄養相談会の開催など具体的な実施が求められています。

　グローバルな視点から考えてみると、すでに健康食品等に関しては、サプリメント類は海外からインターネットで直接購入している場合もあり、また医薬品に関しても、国によって承認薬の種類、用量などが異なっている場合も少なくなく、実のところ種類やバリエーションは相当なものであるはずです。更に、地域に住む外国人や長期海外滞在後の日本人にも対応できるようにすることも今後はより重要となるでしょう。

7. セルフメディケーション税制の開始で高まる　薬局やドラッグストアの役割

　「セルフメディケーション税制（医療費控除の特例）」が 2017 年 1 月 1 日から開始されることになり、セルフメディケーションが今後より一層進められることが期待されています。「セルフメディケーション税制（医療費控除の特例）」は、健康の維持増進及び疾病の予防への取組として一定の取組を行う個人が、2017年 1 月以降に、スイッチ OTC 医薬品（要指導医薬品及び一般用医薬品のうち、医療用から転用された医薬品）を購入した際に、その購入費用について所得控除を受けることができる制度です。

　所得税法等の一部を改正する法律（2016 年法律第 15 号）により、租税特別措置法の中に、特定一般用医薬品等購入費を支払った場合の医療費控除の特例が組み込まれました。これにより、消費が促進され、薬局やドラッグストア等の役割

は今後益々重要となってきます。本制度は、適切な健康管理の下で医療用医薬品からの代替を進める観点から、2017年1月1日から2021年12月31日までの間に、自己又は自己と生計を一にする配偶者その他親族に係る一定のスイッチOTC医薬品の購入の対価を支払った場合において、その年中に支払ったその対価の合計額が1万2千円を超えるときは、その超える部分の金額について、その年分の総所得金額等から控除するものです。

制度中の「一定の取組」については、特定健康診査、予防接種、定期健康診断、健康診査、がん検診を受けている者で、積極的に健康増進や疾病予防を心がけている個人を対象としています。また、本制度の対象となるスイッチOTC医薬品の成分数は全部で83（2017年1月現在）あり、対象となる医薬品の薬効としては、かぜ薬、胃腸薬、鼻炎用内服薬、水虫・たむし用薬、肩こり・腰痛・関節痛の貼付薬等となっています。

具体的な2018年1月時点におけるセルフメディケーション税制対象となる医薬品の品目数は全部で1676品目であり、インドメタシン（211品目）、プレドニゾロン吉草酸エステル（208品目）、フェルビナク（157品目）、イブプロフェン（161品目）等が、品目数が多いものとなっています。インドメタシンおよびフェルビナクは、化学的な構造は異なるものの、どちらも非ステロイド性抗炎症薬で、消炎、鎮痛、解熱作用があり、痛みや熱に効果が見られる薬です。プレドニゾロン吉草酸エステルは、外用副腎皮質ホルモン剤で、虫さされやじんましん等湿疹皮膚炎用の薬です。イブプロフェンは、非ステロイド系消炎鎮痛剤であり、関節炎、生理痛および発熱の症状の緩和や炎症部位の鎮痛等、解熱鎮痛薬として広く使用されている薬です。いずれの名前もCMや広告等でも一度は聞いたことがあるポピュラーなものです。

いよいよ本格的なセルフメディケーション時代の幕開けですが、実際の医療消費者はどの程度薬に対する知識を持ち合わせているのでしょうか。世界保健機関（WHO）の定義では、セルフメディケーションは、「自分自身の健康に責任を持ち、軽度な身体の不調は自分で手当てすること」となっています。日本では、健康時には薬とは全く無縁で、もし何か症状がでたら、すぐに医療機関を受診することが当たり前のお任せ医療の時代が長く続いてきたことを考えると、薬

を購入する医療消費者に対する啓蒙や具体的な教育や研修は不可欠であると言えます。薬には病気を治したり、症状を緩和したりする薬本来の「主作用」に対し、逆に薬が原因で予期せぬ症状や結果となる「副作用」があることを十分に理解していなければなりません。また、本制度の背景には、昨今盛んに議論されている医療費増加の問題があり、同時に考えていかなければならない課題です。

　今後は薬剤師等からも十分に説明を受けていくことも益々重要となってきます。また、企業のグローバル化に伴い、海外への出張や赴任等日本以外の国々で暮らす人々も増えてきています。国内だけでなく、諸外国のドラッグストア等で販売されている薬についても徐々に理解していくことが求められてくるでしょう。

第4章 | # 休養・リラクゼーション
（Rest・Relaxation）

1．現代はストレス社会

　ストレスという言葉は誰もが普通によく使う言葉の上位と言えるでしょう。「ストレスが溜まっている」、「ストレスに押しつぶされそうだ」、「すごくストレスを感じる」など、私達は日常生活の様々な場面でストレスという言葉を頻繁に使用していると思われます。

　「ストレス（Stress）」という言葉は、ウィーン出身の生理学者のハンス・セリエ（Hans Selye 1907-1982）によって概念化されました。セリエは、ストレス学説を提示したことで有名であり、人間は厳しい環境にさらされると、はじめはそこに何とか順応しようとしますが、徐々に耐えきれなくなって、病気になってしまうという過程に着目しました。ストレスの原因となるストレッサーには、振動や騒音、放射線などといった物理的ストレッサー、大気汚染や水質汚染等に関する化学、生物的ストレッサー、人間関係などの生活一般のなかに生じる心理社会的ストレッサーに分かれると言われています。

　つまり、人間が生活する上では、様々な物理的、化学的、生物的な影響を受けることは必然であり、また一人で生活しているわけではないので、様々な人間関係の影響を受けることは避けられないことなのです。ということは、ストレスは誰しもが受けることであり、大切なのは、日々の生活の中で受けた様々なストレスをいかにして対処し、また多くのストレスをためないようにするかが大切になってくると言えます。

　多くのストレスに溢れている現代社会においては、ストレスに対処する能力であるストレスコーピング（stress coping）を身に付けることが求められていると同

時に、ストレスの原因である物理的、化学的、生物的、人間関係的諸環境から離れ、ストレスフリーな状態を作ることや、ストレスから解放されるような工夫をすることが求められてきています。そこで近年、需要が高まっているのが、休養、リラクゼーションビジネスです。

2. 生体に備わっている恒常性（ホメオスタシス）の働き

「ホメオスタシス」という言葉を聞いたことはあるでしょうか。日常生活においてはあまり馴染みのない言葉ですが、実は私達人間が生きていく上で大変重要な概念です。「ホメオスタシス」は、ウォルター・B・キャノン（Walter Bradford Cannon 1871-1945）が自身の著書『Wisdom of the Body（1932年）』の中で提唱した考えです。アメリカウィスコンシン州生まれのキャノンは、ハーバード大学医学部教授で生理学者でした。キャノンは第一次世界大戦中軍医として活躍したと同時に、研究中に自らも大量のX線を浴び、ひどい皮膚潰瘍と白血病に一生苦しみながら精力的に研究を続け、家族とともに幸せに74歳まで生きた、まさに病に苦しむ経験を長年続けながら人間の生きる知恵を自らの身体で経験してきた人物です。本書は1932年に初版が出版されているので、若干内容的に現代の進歩により明らかになった知見と比較して異なる点もありますが、大変参考になり、今日の私達に多くの知恵を授けてくれている名著です。

生体の中で、安定した状態の主要な部分を保つ働きをしている、相互に関連した生理学的な作用は、非常に複雑であり、また独特のものであり、脳や神経や心臓、肺、腎臓、脾臓などの各臓器が協同して安定作用を営んでおり、このような状態を、キャノンは恒常状態（ホメオスタシス：homeostasis）と呼びました。キャノンは、体の内的環境については最初に提唱した大先輩であるフランスの生理学者クロード・ベルナール（Claude Bernard 1813-1878 フランスの医師、生理学者）の考え方を継承しています。ベルナールは、生物には、からだの内部にからだを作っている要素にもっとも適当な生存条件を与える「ある環境」があるとしており、生物に必要な一定に保たれるべき要素として、水、酸素、体温および栄養物

の補給をあげています。キャノンは、ヒポクラティスら医学の祖と呼ばれる人々は、自然に備わる治癒力、すなわち「自然治癒力」という表現を用い、この言葉の意味することは、医師の与える治癒とはまったく関係なく、修理し回復させる作用が進む事実を認めたことを示しているとした上で、自らはこの「自然治癒力」に近代的な解釈を加えただけであるとしています。

　長い人類の歴史の中で、人間は過酷な境遇下では、恐れと怒りが行動を導くものとしてその役割を果たしてきており、恐れは、走る本能、逃げる本能と結びつけられ、怒りや攻撃しようとする感情は、攻撃する本能と呼ばれるようになり、これらは生存のための厳しい闘争の中で何代にもわたる経験から生まれた本質的な感情と本能であるとしています。また恐怖と密接な関係を持っているのが苦痛であり、経験によって、傷害をもたらす要因と苦痛を生む要因とが結びつけられ、身体はこれらの影響によって支配されています。生命そのものに破局をもたらすような行動を繰り返すことがないよう、苦痛によって守られているとも言えるとしています。

　更にキャノンは、医師の務めは患者に希望と激励を与えることであり、このことによって患者の内外から加わる有害な影響に抗して安定性を維持するための目覚ましい仕組みが働くとしています。苦痛に悩み、体力が弱まったと思われるときには、からだを良い状態に保っておくためにいつでも働きはじめる防衛と治癒の力を思うべきであるとしています。

　私達のからだの構造は不安定であり、わずかな外力の変化にも反応するとした上で、何とか恒常性を保ち、深刻な悪影響を及ぼすと思われる状況の中でも不変性を維持し、安定を保つ方法を習得してきたとしています。つまり、人間には、からだを正常の状態に維持し、からだのつりあいが崩れれば、自動的に働く生理的な反応で、つりあいを立て直す様々な仕組みを持っているということは昔から唱えられてきたことであるということです。病気になった際には、修復し回復させる作用がある程度備わっているという考え方が現代にも引き継がれていると言えます。

　しかし、キャノンはこうも言っています。「自己調整作用を行うからだの驚くべき能力の多くが、時間を必要とすること、つまり、そのような調節作用は、時

第4章　休養・リラクゼーション　81

間がその作用の働く機会を作ってはじめて、からだを元どおり効率よく働くよう回復させるうえに、重要な役割を果たすことができる」と。

現代においても、様々な場面で「自己治癒力」という言葉を耳にしますが、キャノンのホメオスタシス機能の理解も含めると、このような機能が働くためには、「時間」が必要であることに対する理解が大変重要です。つまり、病気や疲れの症状が出た際にも、本来からだには元通りに修復する能力が備わっていますが、その能力を発揮させるには、時間が必要であり、言い換えれば、からだが修復に専念できる環境を整える時間を与えることが重要となることを私達は忘れてはならないのです。つまり、休むことや休養することにより、自己治癒力を働かせ、ホメオスタシスが機能する状態を意識的に作ってあげることも重要なことと言えるのです。

3. マインドフルネス

マインドフルネス（Mindfulness）という言葉を聞いたことはないでしょうか。最近では、経営者やスポーツ選手など、様々な領域の人々において取り入れられ、実践されています。マインドフルネスは、心を癒す方法としてその起源が仏教にあり、ビジネスや教育、スポーツなどあらゆるシーンで利益をもたらす手法として急速に広がってきており、医療においても導入されてきているストレス低減法です。

わが国においても、近年、盛んに取り入れられてきており、日本マインドフルネス学会はマインドフルネスを次のように定義しています。「今、この瞬間の体験に意図的に意識を向け、評価をせずに、とらわれのない状態で、ただ観ること」であり、「観る」は、「見る、聞く、嗅ぐ、味わう、触れる、さらにそれらによって生じる心の働きをも観る」という意味であるとしています。

マインドフルネスのルーツは、2000年以上の歴史を持つ仏教にあるとされています。ゴーダマ・シッダールタ（ブッダ）は、欲望から自らを解放し、平静を手に入れるためには、瞑想を通して、自分の心を理解する方法が重要であると説

きました。ブッダは、苦難と向き合うためには、人々が〝執着〟から解放されることが重要であり、快楽や欲望などいずれ消えゆく幻想にしがみつくことは苦しみの原因となるため、瞑想を通し、物や感情に振り回されない心の静けさを見つけることが可能となることを啓蒙していったのです。

　20世紀後半、ブッダの思想に基づいたマインドフルネスは、瞑想を中心とした新しい心理療法へと発展していきます。分子科学者であり、瞑想を実践していたジョン・カバットジン（Jon Kabat-Zinn、1944～）は、慢性的な不調や心の問題を抱えている幅広い人を対象に、ストレスを低減するプログラムを開発しました。1990年に誕生した「MBSR（マインドフルネスに基づくストレス低減法）」は、瞑想と身体的気づきに焦点を置き、ヨーガも取り入れた、原点を仏教とするプログラムとして現代に見事によみがえったのです。

　近年、特に瞑想を中心とするストレス低減法が見直されてきた背景には、脳科学研究の発展があげられます。感情や感覚は脳が伝達するシステムに変化を与えることが明らかになってきたのです。瞑想をしない人の脳内では、感覚や恐怖を司る脳部位と自我中枢に強い関係性が形成され、合理的な判断中枢の影響力は小さくなっています。従って、感情や感覚が生じると感情として即座に内在化してしまい、結果的に、原因が外部にあったとしても、自分自身の問題だと結論づけやすくなります。一方、瞑想は自我中枢と恐怖・感覚中枢の関係性を弱め、判断中枢の働きを強くします。その結果、不安感は低減され、脅威に対する衝動的な反応も緩和されることが分かってきたのです。

　最近の研究では、マインドフルネスがストレスや不安感情の低減に効果があったことを示しており、それはストレスホルモンと呼ばれるコルチゾールの量が押さえられたことに裏付けられています。マインドフルネスが私たちの健康に与えるメリットは、ストレスや苦痛の緩和から、睡眠パターンの改善や、うつ病などの治療の突破口など、広範に及んできており、その効果が期待されています。

　人類が狩猟採集を行っていた頃は、逃走は脅威に対する非常に有効な手段であり猛獣や強敵に遭遇した際、逃げ切ることが唯一の生存方法でした。しかしながら、今日の社会において私たちの目の前に迫るストレスは昔に比べてはるかに複雑で重層的であり、ストレスは次々と連鎖しています。逃走という手段だけでは

第4章　休養・リラクゼーション

解決は困難な場合も多くなってきました。マインドフルネスでは、ストレスの嵐の中で浮き沈みする感情を中立的な立場からありのまま受け止め、冷静に気づくことによりネガティブな心のつぶやきを消し去り、「今この瞬間」の経験に集中して生活することが重要とされています。

　地球上のどんな人々も、大小様々なストレスを日々抱えて生活しているはずです。表現方法こそ変わってきましたが、2000年前から脈々と受け継がれている瞑想を通して、厳しい現代社会においても、今この瞬間に集中し、多くの人々が幸福感を得られる社会となることが期待されます。

4．ホルモン（Hormone）を理解する

　ストレスと大きく関係するホルモンを理解することはセルフケア能力を高めるためには必要なことと思われます。また、ホルモンは食べ物とも深く関わっており、ホルモンを理解した上で、食事や生活習慣に気を配ることは、賢い医療消費者にとって必要な能力と言えます。更にホルモンは多くの疾患とも関連が深く、大変重要です。

　ホルモンの語源はギリシャ語で「刺激する」という意味です。ホルモンという言葉は、ウィリアム・ベイリス（William Bayliss）とアーネスト・スターリング（Ernest H. Starling）によって命名されました。「特定の臓器（内分泌腺）でつくられ、血液によって遠くに運ばれて特定の標的器官に作用し、少量で特異的効果を表す物質」と定義されています。ホルモンが作用を発揮する器官をホルモンの標的器官（target organ）と呼び、実際に作用を起こす細胞をホルモン標的細胞（target cell）と呼びます。それぞれの標的器官には、そのホルモンとしか結合しないたんぱく質であるホルモン受容体（ホルモン・レセプター）があります。ホルモンはからだの様々なはたらきを調節する化学物質であり、からだの外側・内側で環境の変化が起きても、からだのはたらきを常に同一になるように保つ働きをしていますが、それぞれのホルモンの貯蔵方式も様々であり、ホルモンの作用については、すべてが解明されておらず、まだわかっていないことも少なくないのが現状です。

ホルモンの働きには、主に①体内の環境の恒常性を維持する、②成長と発育の調節をする、③性の分化と生殖にかかわる、④エネルギー代謝を支えるなどがあると言われています。ホルモンは、からだの中の器官（内分泌腺）で作られており、多くのホルモンの分泌は、そのホルモンを分泌する内分泌腺を支配する上位ホルモンによって調節されています。また、血液中の物質の濃度や、交感神経、副交感神経という自律神経によって調節されるホルモンもあります。

　ホルモンは、血液によって全身に送られ、内臓の機能やからだの調子を整えるような、様々な働きをしています。ホルモンが作られる場所である内分泌腺のある場所としては、①視床下部、②下垂体、③甲状腺、④副腎、⑤膵臓、⑥腎臓、⑦生殖腺などがあり、それぞれに違ったはたらきのホルモンが作られています。ほんの微量ですが、血液の中を流れて目的の臓器まで運ばれると、長時間にわたって力を発揮します。ホルモンが必要な時間に必要な量が作られることにより、からだのバランスは保たれているのです。多すぎたり、少なすぎたりすると、様々な病気を引き起こす原因となります。ホルモンは、他の情報系や標的細胞の様々な要因と密接に関連しながら作用を及ぼしています。現在、ホルモンとして確かめられているものは 100 種類ほどあり、さらに発見され続けています。

　ホルモンの分泌形式は内分泌系（endocrine system）と呼ばれ、ホルモンを分泌する器官を内分泌器官（endocrine organs）と呼びますが、これはホルモンの分泌は体内（体液中）であることから、汗など対外（消化管等の管腔を含む）に分泌される外分泌（exocrine secretion）と対比する呼び方です。内分泌とは、導管をもたない内分泌腺が、ホルモンとよばれる内分泌物質を血液中に放出することであるのに対し、外分泌とは、外分泌線が汗腺や涙腺などの導管を通して、汗や涙、消化液などを体表や対外に通じる消化管などに分泌することです。

5．ヒトの主なホルモンと内分泌腺

（1）視床下部

　視床下部は、間脳の下部にあり、その下に下垂体がぶらさがるようについています。視床下部から分泌されたホルモンは、下垂体前葉を刺激して各刺激ホルモンなどの分泌を調整します。ホルモンの分泌を促進するホルモンと抑制するホルモンの双方があります。

　ア）下垂体前葉にホルモンの分泌を促す放出ホルモン
・成長ホルモン放出ホルモン（GHRH）：成長ホルモンの分泌を促進
・プロラクチン放出ホルモン（PRH）：プロラクチンの分泌を促進
・性腺刺激ホルモン（ゴナドトロピン）放出ホルモン（GnRH）：性腺刺激ホルモン（黄体形成ホルモン、卵胞刺激ホルモン）の分泌を促進
・甲状腺刺激ホルモン放出ホルモン（TRH）：甲状腺刺激ホルモンの分泌を促進
・副腎皮質刺激ホルモン放出ホルモン（CRH）：副腎皮質刺激ホルモンの分泌を促進
　イ）下垂体前葉から分泌される一部のホルモンの放出を抑制する抑制ホルモン
・ソマトスタチン：成長ホルモンと甲状腺刺激ホルモンの分泌を抑制
・プロラクチン放出抑制ホルモン：プロラクチンの分泌を抑制

（2）下垂体（脳下垂体）

　下垂体は、頭蓋骨のほぼ中央にあり、額の奥7cmのところにある小指の先ほどの小さな器官で脳下垂体ともいいます。下垂体を大きく分けると、下垂体前葉と下垂体後葉の2つに分かれています。下垂体は、全身のホルモンの中枢であり、視床下部から命令が出ています。からだに異常があらわれたという信号が脳の視

床下部に伝わり、視床下部から下垂体を刺激するホルモンが出されることによって作られます。からだを正常に戻すために必要なホルモンを出す器官を、それぞれに刺激し合う働きをしています。

　下垂体で作られたホルモンは周囲の門脈系（下垂体門脈）に放出され、海綿静脈洞に流れ込んで全身に作用します。

　ア）下垂体前葉（主なもの）
・成長ホルモン（GH）：骨や筋の成長、代謝の促進（骨端軟骨の増殖やたんぱく質合成の促進による成長促進作用がある、腎臓における電解質（リン酸塩、カルシウム）の再吸収促進作用がある、糖新生や脂質分解の促進により血糖値を上げる作用がある。）
・プロラクチン（PRL）：乳汁産生促進（乳腺の発育と乳汁の生成・分泌を促進する、授乳による乳頭の刺激で分泌が促進される。）
・性腺刺激ホルモン―卵胞刺激ホルモン（FSH）：卵胞・精子産生促進（女性では卵胞の成熟、卵胞ホルモン（エストロゲン）の分泌を促進する。男性では精巣のセルトリ細胞に働いて精子形成を促進する。）
・性腺刺激ホルモン―黄体形成ホルモン（LH）：排卵促進（卵胞の成熟が完了し、血中エストロゲン濃度が最大になると急激に血中濃度が上昇し、排卵が起こる。男性では精巣の間質細胞（ライディッヒ細胞）に働いて男性ホルモン（テストステロン）の分泌を促進する。）
・甲状腺刺激ホルモン（TSH）：甲状腺ホルモンの分泌を促進し、代謝を促進する。全身の細胞のはたらきを活発にし、成長を助ける働きをする。
・副腎皮質刺激ホルモン（ACTH）：副腎皮質を刺激し、糖質コルチコイド分泌を促進する。血糖上昇、血圧上昇を行う。ストレス負荷により、分泌が増加する。

　イ）下垂体後葉―2種類のホルモンが分泌される。
・バソプレシン（ADH）：抗利尿ホルモン（脱水や高ナトリウム血症で血液が高浸透圧になると分泌が促進され、腎の集合管に作用して水の再吸収を促進

する。血管平滑筋の収縮による血圧上昇作用をもつ。）

・オキシトシン：射乳促進、子宮収縮促進（分娩時に胎児が産道を通過することが刺激となり、分泌増加し、子宮収縮を促す。授乳による乳頭の刺激で分泌が促進される。）

　なお、オキシトシンは哺乳類に見られ、「セロトニン」と並んで幸せホルモンとも呼ばれています。

（3）甲状腺

甲状腺は前頸部の喉頭と気管とのさかい目の部分にある蝶のような形をした器官で、たくさんの濾胞からできています。一般的に、甲状腺ホルモンというと、トリヨードサイロニン（T_3）と、サイロキシン（T_4）を指します。

・トリヨードサイロニン（T_3）・サイロキシン（T_4）：身体の成長・成熟、基礎代謝の亢進（甲状腺ホルモンは大半が T_4 の形で分泌されるが、T_4 は末梢組織で T_3 に変換されて作用を発揮する。T_3 は T_4 より強い作用を発現できる。代謝亢進による熱産生量増加、身体の成長や知能の発育促進、腸管の糖吸収促進による血糖値上昇、組織のコレステロール取り込み促進による血清コレステロール低下、交感神経活動の亢進、筋肉たんぱく質の分解促進など。）

・カルシトニン：血中カルシウム濃度低下、骨形成促進（血中カルシム濃度の上昇に反応し、破骨細胞の働きを抑制することで、骨中へのカルシウムの取り込み（骨形成）を促進し、血中カルシウム濃度を低下させる。）

（4）副甲状腺

甲状腺の後ろ、左右にある上下 2 対合計 4 個の麦粒位の大きさの内分泌腺であり、上皮小体ともいいます。

・パラソルモン（PTH）：血中カルシウム濃度上昇、骨吸収促進（血中カルシ

ウム濃度の低下に反応し、骨中のリン酸カルシウムの分解を促進し、血中に放出させ、血中カルシウム濃度を上昇させる）

（5）膵臓

膵臓には、外分泌腺と内分泌腺の両方があります。膵臓全体にわたって散在する直径 0.2mm 前後の球状のランゲルハンス島が膵臓の内分泌です。腸での消化を助けるホルモンや、血液中の糖の量を上げるグルカゴン、糖分の量を下げるインスリンなどが分泌され、さまざまにからだのバランスを調節するはたらきをしています。

　ア）インスリン：血糖値の低下（血糖値の上昇で分泌促進され、細胞内へグル
　　　コースが取り込まれるのを助け、血糖値を低下させる。）
　イ）グルカゴン：グリコーゲン分解、血糖を上昇（肝臓のグリコーゲン分解と
　　　糖新生の促進により血糖値を上げる。）
　ウ）ソマトスタチン：インスリンとグルカゴンの分泌抑制

（6）副腎皮質・副腎髄質

副腎は、左右の腎臓の上部に三角形をした左右 1 対の器官であり、皮質と髄質の 2 つの内分泌腺から構成されます。副腎皮質と副腎髄質はそれぞれ全く異なるホルモンを分泌します。副腎皮質は球状層、束状層、網状層の 3 層からなっています。それぞれの層からコレステロールを原料とした 3 種のステロイドホルモンを産出しています。副腎髄質は、アドレナリンやノルアドレナリンを分泌します。アドレナリンとノルアドレナリンとほんのわずかなドーパミンはカテコールアミン（catecholamine）と総称され、主に交感神経によって分泌が調節されています。カテコールアミンの分泌量のうち、平均すると約 80％がアドレナリン、約 20％がノルアドレナリンであり、両者は化学構造が似ています。三者の関係は、最終産物がアドレナリンで、その前駆物質がノルアドレナリン、その前駆物質がドー

パミンという関係となっています。

　ア）副腎皮質—副腎皮質から分泌されるホルモンでは、コルチゾールの作用が
　　最も強い。

・鉱質コルチコイド（アルドステロン）：腎での Na^+ 再吸収、K^+ 排泄促進（球
　状層で産生される鉱質コルチコイドの主なもの。レニン—アンギオテンシン
　—アルドステロン系によって分泌が調節される。血中のナトリウム量を増加
　させることで、血液の浸透圧が上がり、血管に水がひきこまれ循環血液量が
　増えるため、血圧上昇作用がある。）、デオキシコルチステロンなど

・糖質コルチコイド（コルチゾール、ミネラルコルチコイドとも言われる）：
　血糖値を上昇（束状層で産生される糖質コルチコイドの主なもの。副腎皮質
　刺激ホルモン放出ホルモンと副腎皮質刺激ホルモンの分泌をフィードバック
　調節する。分泌量に日内変動があり、早朝に増加し、夕方に低下する。肝臓
　での糖新生の促進、血圧上昇、抗炎症作用、血清カルシウムの低下作用など
　がある。）

・性ホルモン（アンドロゲン）：たんぱく質合成、成長促進（男性ホルモンの
　総称、束状層と網状層で産生され、思春期から始まる生殖器の成熟に伴い
　分泌が開始される。男性ホルモンとしての効力は、精巣で産生されるテスト
　ステロンがもっとも高く、副腎皮質から分泌されるアンドロゲンの効力はわ
　ずかである。アンドロゲンのうちアンドロステンジオンは、末梢でエストロ
　ゲンに変換され、閉経後の女性では重要なエストロゲンの供給源になる。）

・DHEA（デヒドロエピアンドロステロン）：男性ホルモン（テストステロン）
　や女性ホルモン（エストロゲン）をつくる材料になる。

　イ）副腎髄質
・アドレナリン：血糖値上昇、心機能亢進、気管支拡張（交感神経の興奮を促
　す。心拍数の増加や心収縮力の増加作用が強い、血糖値を上昇させる。糖代
　謝を促進して体熱産生を増大させ、皮膚血管を収縮させて体熱放散を防ぐ。）
・ノルアドレナリン：血圧上昇作用が強い。

・ドーパミン：集中力を高めたり、身体機能を高める。

（7）腎臓

腎臓は体液の恒常性を保つために、尿の生成のほかにホルモン分泌・調整を行っています。

ア）レニン：血圧上昇（腎血流量の減少が刺激となり分泌される。レニン―アンギオテンシン―アルドステロン系の働きによって血圧を上昇させる。）

イ）エリスロポエチン：赤血球分化促進（腎臓に働いて、赤血球の分化を促進する。腎血流の動脈血中の酸素分圧に応じて産生が調節され、動脈血酸素分圧低下で分泌が促進される。）

（8）性腺

性腺ホルモンは生殖機能を調整します。エストロゲン、プロゲステロンは身体を女性化する女性ホルモン、テストステロンは身体を男性化する男性ホルモンです。

ア）精巣
・テストステロン：第二次性徴促進、たんぱく質同化作用、性欲刺激（胎生期に男性生殖器の分化を起こす。思春期のころから分泌が始まり、男性の第二次性徴（外生殖器の増大、体毛の増加、声の低音化など）を促す。精子形成を促す。黄体形成ホルモン、性腺刺激ホルモン放出ホルモンの分泌を抑制する。）

イ）卵巣
・エストロゲン：第二次性徴促進、女性らしさの発現、子宮内膜増殖（卵胞ホルモンともいわれ、卵胞を発育、成熟させる。破骨細胞の活動を抑制して、

第4章　休養・リラクゼーション　91

骨吸収を抑制する。血中脂質の上昇を抑える。性腺刺激ホルモン（卵胞刺激ホルモン、黄体形成ホルモン）の分泌は、エストロゲン濃度が低いと抑制され、高いと促進される。）

・プロゲステロン：妊娠の維持（黄体ホルモンとも言われ、排卵後、殻になった卵胞が変化して形成された黄体から分泌される。分泌期には子宮内膜の肥厚を保つ。胎盤完成後は胎盤から分泌される。子宮収縮を抑制し、妊娠を維持させる。妊娠中に乳腺組織を増殖させる（エストロゲン、プロラクチンとともに授乳のための準備状態を作る）。性腺刺激ホルモン（卵胞刺激ホルモン、黄体形成ホルモンの分泌を抑制する。）

その他の主なホルモンと作用は表1に示す通りとなっています。

表1　そのほかの内分泌とホルモン

内分泌腺	ホルモン	主な作用
脂肪組織	レプチン	食欲抑制
松果体	メラトニン	概日リズムの調整
心房	心房 Na 利尿ペプチド	血圧低下
胸腺	チモシン（サイモシン）	Tリンパ球分化促進
消化管		
胃：G細胞	ガストリン	胃液分泌促進
十二指腸	セクレチン コレシストキニン	HCO_3を含む膵液分泌促進 胆嚢収縮、膵液分泌促進
胎盤	hCG（ヒト絨毛性ゴナドトロピン）	黄体を刺激、受精卵が分割して発育し、胞胚という状態になると分泌される
体細胞の細胞膜	プロスタグランジン	種類により血液凝固亢進 子宮収縮、発熱、疼痛など

出典：学研『Nursing Canvas』Vol.4, No11 2016

6．スーパーホルモンは副腎で生成される

　私達の体内からは様々なホルモンが分泌されており、人間の生存にとって大切なものなのですが、残念ながら現在の健康診断では、ホルモンに関しては、情報がほとんどないのが現状です。「米国抗加齢医学会」では、高血圧、糖尿病、感染症、うつ病やアレルギーなどの病気に、副腎で作られるホルモンが深く関わっていることを突き止めました。なかでも「コルチゾール」と呼ばれるホルモンは、生命を維持するために欠かすことのできない、まさに「スーパーホルモン」と言われています。副腎がしっかり機能すれば、これらのホルモンがきちんと作られますが、様々なストレスで副腎が疲れ、機能が衰えると、ホルモンの分泌が悪くなり、様々な病気のもとになるとされています。

　副腎疲労は、アメリカ人医師ジェームズ・L・ウィルソン（James L. Wilson）博士が 1990 年代に提唱した概念です。博士は、様々な病気には副腎で作られるホルモンが関わっていることを突き止め、「米国抗加齢医学会」にて発表されました。日本では本間良子、本間龍介医師らがジェームズ博士の考え方を継承し、副腎疲労の重要性について紹介し、様々な提言を行っています。本間両医師は、日本で初めて副腎疲労（アドレナル・ファティーグ）外来を診療所で開設した人物です。

　博士の発表からすでに約 20 年経ち、今ではかなりの副腎疲労に関する研究等が盛んになってきました。近年の研究では、高血圧、糖尿病、動脈硬化、胃腸障害、更年期障害、うつ病、不眠、認知症、アレルギーなどの免疫疾患など、実に多くの病気や不調には、副腎から分泌されるホルモンが深く関わっていることが分かってきました。

　副腎は 50 種類以上のホルモンを生産・分泌している内分泌器官です。「ストレスの腺」と称され、ホルモンを分泌することにより、心身が受けるあらゆるストレスから体を守る役割を果たしています。副腎は前述したように 2 つの部分、「副腎皮質」と「副腎髄質」からなっています。「副腎皮質」からは、コルチゾールや DHEA、アルドステロンなどの「副腎皮質ホルモン」が分泌されています。なかでもコルチゾールは、さまざまな日々のストレスから体を守り、生命の維持

第 4 章　休養・リラクゼーション　　93

に欠かせないスーパーホルモンと呼ばれています。DHEA やアルドステロンも大切な性ホルモンです。副腎皮質ではコレステロールを原料にして、ステロイドホルモン（コルチゾール、アルドステロンなど）を合成し、分泌しています。これらのホルモンは生命維持に欠かすことができないものです。血糖や血圧、免疫機能、炎症反応、精神・神経系のサポート、骨の代謝作用、性ホルモンの生成などが正常に働くように多面的な働きを調整しているのも、副腎皮質から分泌されるホルモンなのです。特にコルチゾールは、大気汚染や化学物質、食品添加物など、あらゆるストレスから体を守るホルモンとして知られています。従って過度のストレス攻撃を受けると、副腎が疲れ、機能が低下してしまい、その結果、コルチゾールが適正に分泌されなくなりますが、この状態を副腎疲労と呼んでいます。コルチゾールは別名「ストレスホルモン」と呼ばれ、ストレスに対抗して体を回復させるスーパーホルモンであり、このコルチゾールが枯渇すると、慢性的な疲労感をはじめ、様々な不調が心身に現れるとされています。

　一方、副腎髄質からは、先に述べたようにアドレナリンやノルアドレナリンやドーパミンなどの副腎髄質ホルモンが分泌されます。これらのホルモンは、交感神経を活発にし、生理作用をコントロールしています。やる気を高めてくれたり、瞬発的な危機などに対応するときには必要なホルモンですが、分泌過多になると副腎を疲れさせてしまうこともあります。

7. ワーク・ライフ・バランスの重要性

　内閣府・仕事と生活の調査推進室より、「ワーク・ライフ・バランスレポート2016」が 2017 年 3 月に出されました。レポートの中では、健康で豊かな生活のための時間の確保についても取り上げられており、長時間労働是正の問題も含まれています。仕事にやりがいを感じ、仕事中心の生活を送っている人も少なくないと思われますが、職場においては、一般的に人間関係やノルマ、種々のトラブルや経験不足等、様々な要因が影響し、ストレスを抱えることも少なくありません。ストレスは様々な病気の原因となることが多いのです。前述した生体内でホ

メオスタシスが十分に機能する状態を保つためには、仕事と生活のバランスは大変重要です。

　近年、我が国において過労死等が多発し大きな社会問題となっていることなどから、過労死等の防止のための対策を推進し、過労死等がなく、仕事と生活を調和させ、健康で充実して働き続けることのできる社会の実現に寄与することを目的に「過労死等防止対策推進法」が 2014 年 11 月より施行されています。過労死の定義は、「業務における過重な負荷による脳血管疾患若しくは心臓疾患を原因とする死亡若しくは業務における強い心理的負荷による精神障がいを原因とする自殺による死亡又はこれらの脳血管疾患若しくは心臓疾患若しくは精神障がい」となっています。

　多くの人々が、生体には内部環境を一定に保つことができるホメオスタシス機能が備わっていることを今一度意識し、これらの機能が上手く働くよう休養の時間を与えることこそ、健康の保持・増進には欠かせないことを理解して労働し、過労死がなくなる社会が強く求められてきているのです。

【参考】仕事と生活の調和（ワーク・ライフ・バランス）憲章

　我が国の社会は、人々の働き方に関する意識や環境が社会経済構造の変化に必ずしも適応しきれず、仕事と生活が両立しにくい現実に直面している。誰もがやりがいや充実感を感じながら働き、仕事上の責任を果たす一方で、子育て・介護の時間や、家庭、地域、自己啓発等にかかる個人の時間を持てる健康で豊かな生活ができるよう、今こそ、社会全体で仕事と生活の双方の調和の実現を希求していかなければならない。

　仕事と生活の調和と経済成長は車の両輪であり、若者が経済的に自立し、性や年齢などに関わらず誰もが意欲と能力を発揮して労働市場に参加することは、我が国の活力と成長力を高め、ひいては、少子化の流れを変え、持続可能な社会の実現にも資することとなる。

　そのような社会の実現に向けて、国民一人ひとりが積極的に取り組めるよう、ここに、仕事と生活の調和の必要性、目指すべき社会の姿を示し、新た

な決意の下、官民一体となって取り組んでいくため、政労使の合意により本憲章を策定する。

〔いま何故仕事と生活の調和が必要なのか〕

（仕事と生活が両立しにくい現実）

仕事は、暮らしを支え、生きがいや喜びをもたらす。同時に、家事・育児、近隣との付き合いなどの生活も暮らしには欠かすことはできないものであり、その充実があってこそ、人生の生きがい、喜びは倍増する。しかし、現実の社会には、安定した仕事に就けず、経済的に自立することができない、仕事に追われ、心身の疲労から健康を害しかねない、仕事と子育てや老親の介護との両立に悩むなど、仕事と生活の間で問題を抱える人が多く見られる。

（働き方の二極化等）

その背景としては、国内外における企業間競争の激化、長期的な経済の低迷や産業構造の変化により、生活の不安を抱える正社員以外の労働者が大幅に増加する一方で、正社員の労働時間は高止まりしたままであることが挙げられる。他方、利益の低迷や生産性向上が困難などの理由から、働き方の見直しに取り組むことが難しい企業も存在する。

（共働き世帯の増加と変わらない働き方・役割分担意識）

さらに、人々の生き方も変化している。かつては夫が働き、妻が専業主婦として家庭や地域で役割を担うという姿が一般的であり、現在の働き方は、このような世帯の姿を前提としたものが多く残っている。しかしながら、今日では、女性の社会参加等が進み、勤労者世帯の過半数が、共働き世帯になる等人々の生き方が多様化している一方で、働き方や子育て支援などの社会的基盤は必ずしもこうした変化に対応したものとなっていない。また、職場や家庭、地域では、男女の固定的な役割分担意識が残っている。

（仕事と生活の相克と家族と地域・社会の変貌）

このような社会では、結婚や子育てに関する人々の希望が実現しにくいものになるとともに、「家族との時間」や「地域で過ごす時間」を持つことも難しくなっている。こうした個人、家族、地域が抱える諸問題が少子化の大

きな要因の１つであり、それが人口減少にも繋がっているといえる。また、人口減少時代にあっては、社会全体として女性や高齢者の就業参加が不可欠であるが、働き方や生き方の選択肢が限られている現状では、多様な人材を活かすことができない。

（多様な働き方の模索）

一方で働く人々においても、様々な職業経験を通して積極的に自らの職業能力を向上させようとする人や、仕事と生活の双方を充実させようとする人、地域活動への参加等をより重視する人などもおり、多様な働き方が模索されている。また、仕事と生活の調和に向けた取組を通じて、「ディーセント・ワーク（働きがいのある人間らしい仕事）」の実現に取り組み、職業能力開発や人材育成、公正な処遇の確保など雇用の質の向上につなげることが求められている。ディーセント・ワークの推進は、就業を促進し、自立支援につなげるという観点からも必要である。加えて、労働者の健康を確保し、安心して働くことのできる職場環境を実現するために、長時間労働の抑制、年次有給休暇の取得促進、メンタルヘルス対策等に取り組むことが重要である。

（多様な選択肢を可能とする仕事と生活の調和の必要性）

いま、我々に求められているのは、国民一人ひとりの仕事と生活を調和させたいという願いを実現するとともに、少子化の流れを変え、人口減少下でも多様な人材が仕事に就けるようにし、我が国の社会を持続可能で確かなものとする取組である。働き方や生き方に関するこれまでの考え方や制度の改革に挑戦し、個々人の生き方や子育て期、中高年期といった人生の各段階に応じて多様な働き方の選択を可能とする仕事と生活の調和を実現しなければならない。個人の持つ時間は有限である。仕事と生活の調和の実現は、個人の時間の価値を高め、安心と希望を実現できる社会づくりに寄与するものであり、「新しい公共[*]」の活動等への参加機会の拡大などを通じて地域社会の活性化にもつながるものである。また、就業期から地域活動への参加など活動の場を広げることは、生涯を通じた人や地域とのつながりを得る機会となる。

＊「新しい公共」とは、行政だけでなく、市民やＮＰＯ、企業などが積極的に公共的な財・サービスの提供主体となり、教育や子育て、まちづくり、介護や福祉などの身近な分野で活躍することを表現するもの。

（明日への投資）

　仕事と生活の調和の実現に向けた取組は、人口減少時代において、企業の活力や競争力の源泉である有能な人材の確保・育成・定着の可能性を高めるものである。とりわけ現状でも人材確保が困難な中小企業において、その取組の利点は大きく、これを契機とした業務の見直し等により生産性向上につなげることも可能である。こうした取組は、企業にとって「コスト」としてではなく、「明日への投資」として積極的にとらえるべきである。以上のような共通認識のもと、仕事と生活の調和の実現に官民一体となって取り組んでいくこととする。

〔仕事と生活の調和が実現した社会の姿〕

　仕事と生活の調和が実現した社会とは、「国民一人ひとりがやりがいや充実感を感じながら働き、仕事上の責任を果たすとともに、家庭や地域生活などにおいても、子育て期、中高年期といった人生の各段階に応じて多様な生き方が選択・実現できる社会」である。

　具体的には、以下のような社会を目指すべきである。

　１　就労による経済的自立が可能な社会

　経済的自立を必要とする者とりわけ若者がいきいきと働くことができ、かつ、経済的に自立可能な働き方ができ、結婚や子育てに関する希望の実現などに向けて、暮らしの経済的基盤が確保できる。

　２　健康で豊かな生活のための時間が確保できる社会

　働く人々の健康が保持され、家族・友人などとの充実した時間、自己啓発や地域活動への参加のための時間などを持てる豊かな生活ができる。

　３　多様な働き方・生き方が選択できる社会

　性や年齢などにかかわらず、誰もが自らの意欲と能力を持って様々な働き方や生き方に挑戦できる機会が提供されており、子育てや親の介護が必要な

時期など個人の置かれた状況に応じて多様で柔軟な働き方が選択でき、しかも公正な処遇が確保されている。

〔関係者が果たすべき役割〕

　このような社会の実現のためには、まず労使を始め国民が積極的に取り組むことはもとより、国や地方公共団体が支援することが重要である。既に仕事と生活の調和の促進に積極的に取り組む企業もあり、今後はそうした企業における取組をさらに進め、社会全体の運動として広げていく必要がある。そのための主な関係者の役割は以下のとおりである。また、各主体の具体的取組については別途、「仕事と生活の調和推進のための行動指針」で定めることとする。取組を進めるに当たっては、女性の職域の固定化につながることのないように、仕事と生活の両立支援と男性の子育てや介護への関わりの促進・女性の能力発揮の促進とを併せて進めることが必要である。

（企業と働く者）

(1)　企業とそこで働く者は、協調して生産性の向上に努めつつ、職場の意識や職場風土の改革とあわせ働き方の改革に自主的に取り組む。

（国民）

(2)　国民の一人ひとりが自らの仕事と生活の調和の在り方を考え、家庭や地域の中で積極的な役割を果たす。また、消費者として、求めようとするサービスの背後にある働き方に配慮する。

（国）

(3)　国民全体の仕事と生活の調和の実現は、我が国社会を持続可能で確かなものとする上で不可欠であることから、国は、国民運動を通じた気運の醸成、制度的枠組みの構築や環境整備などの促進・支援策に積極的に取り組む。

（地方公共団体）

(4)　仕事と生活の調和の現状や必要性は地域によって異なることから、その推進に際しては、地方公共団体が自らの創意工夫のもとに、地域の実情に応じた展開を図る。

第4章　休養・リラクゼーション

8. ヒーリングビジネスについて

　健康産業が成長している中で、ヒーリングビジネス（healing business）という言葉をよく耳にすることと思われます。現代社会はストレス社会と言われ、人間の心と体を「癒やす（heal）」ことが毎日の健康の維持・向上には必要であると言われるようになってきました。古代ギリシャ時代には、現在のトルコ西部の都市ベルガマ（古代都市ペルガモン）にアスクレピオン（Asklepieion）という古代神殿があったとされており、このあたりは医療の聖地であり、癒しの神殿と呼ばれ、癒しの神であるアスクレピオスにちなんでアスクレピオンと名付けられました。ここでは、音楽、演劇、マッサージ、夢判断、笑いとユーモア、入浴などを活用した、様々な癒しのための環境が整備されていたとされています。これらの癒しのための様々な環境は現代ではヒーリングビジネスとして私達の生活の身近な場所で提供されていることが多くなっています。

　また、先に紹介した医学の祖と言われるヒポクラティス（Hippocrates, B.C460-370）は、ギリシャ東部エーゲ海に浮かぶコス島の北東部に、医療院や医学校を創設したとされていますが、その場所も古代ギリシャの医術の神であるアスクレピオスの聖域であり、アスクレピオスの遺跡と呼ばれています。現代でも世界中の医師にとって最も重要な医の倫理として大変有名なヒポクラティスの「ヒポクラティスの誓い」は、「医神アポロン、アスクレピオスおよびすべての神々の前に、この誓約と義務をわが力と誠意をもって履行することを誓う」から始まっており、ヒポクラティスは医神アスクレピオスが伝えた技に加え、科学的な知識と専門職業的な倫理観を構築したと言われています。医療と現代のヒーリングビジネスは、昔から関係性がおそらく高かったと思われます。

　一方、私達は、通常「五感」を通して、様々な情報を心身に伝え、癒されたり、リラックスしたりしています。「五感」は、視覚、聴覚、触覚、味覚、嗅覚の5つの感覚を示し、古代ギリシャ時代にアリストテレスが提供したとされています。古代ギリシャ哲学では「自然を把握する能力」を意味していたとされています。具体的には、私達は視覚を使って光を感知することで自分を取り巻く環境からの

情報を得たり、人の表情を読み取ったりします。また、触覚により温度や圧力を確認したり危険を察知したりするのです。さらに、聴覚により空気の振動を感じ取り、状況を判断したり周囲からの情報を集め行動する、言葉を聞き取り、感動したり傷ついたりしています。味覚や嗅覚で化学物質を見分けたり、食欲や満足度を高めたりしているのです。

　感覚には、この他にも、視覚や聴覚等の特殊感覚と異なり、感覚器が外からはっきり見えない筋肉・腱・関節・内臓等の体性感覚があるとされ、深部感覚、内臓感覚などと呼ばれ、これらの感覚からも脳に情報が送られ、自律神経系に影響を及ぼすとされています。自律神経は体のいたるところに張り巡らされており、自らの意思とは無関係に各器官に影響を及ぼしており、体の内外からの刺激に反応して、生命を維持するための様々な働きを制御する役割を持っているとされています。心拍、血圧、体温、発汗、排尿などは自律神経が調整しており、生命活動を維持していると言われています。

　体が長期間ストレス状態にさらされると、体は緊張状態になったままで、自律神経のうちの交感神経が優位に働き続け、交換神経と副交感神経のバランスが崩れ、ホルモンの状態も防御しきれなくなり、また免疫の働きが弱まり、心身に変調をきたすことになります。従って、私達は五感などの感覚器から心地よいと感じ、リラックスできると思える様々なビジネスに惹かれることになるのです。

　ヒーリングビジネスの業界は実に幅が広く、今後も益々拡大していくことが見込まれます。食品からエステ、スピリチュアルサロン、フィットネスクラブや健康機器、ヨーガ、ヘルスツーリズム等、実に様々なビジネスが含まれてきます。一方で、エビデンスが十分ではないものも多く、質の面からは様々な問題を抱えているのも事実です。今後は、サービス提供者の倫理観の育成も行いながら、サービスを購入する消費者も自らの心身に対するセルフケア能力を高めていくことにより、健全なヒーリングビジネスが成長することを願いたいものです。

第 4 章　休養・リラクゼーション

9. アロマテラピー

アロマテラピーという言葉は、現代生活においては、多くの雑誌や一般の本にも登場しており、とても身近なものとなっていることと思われます。アロマテラピーは、五感のうち、主に嗅覚と触覚に働きかけるものが多いのが特徴です。アロマテラピーは、植物から抽出した香り成分である精油（エッセンシャルオイル）を使って、人間の心身の様々な不調に働きかけ、回復を手助けする自然療法の一つです。

『公益社団法人日本アロマ環境協会（AEAJ：Aroma Environment Association of Japan)』は、「アロマテラピーは、精油を用いてホリスティックな観点から行う自然療法である」と定義しています。自然療法とは、人間が本来もっている自然治癒力を高めることにより、病気を未然に防ぐ、治癒を促す、体質を改善するなど健康の維持、増進を図ることとしています。また、アロマテラピーの目的は以下の通りとしています。

1. リラクゼーションやリフレッシュに役立てる。
2. 美と健康を増進する。
3. 身体や精神の恒常性の維持と促進を図る（恒常性：体内の変化や環境の変化にかかわらず、体内環境を一定の範囲で維持するしくみ）。
4. 身体や精神の不調を改善し正常な健康を取り戻す。

アロマテラピーは精油を用いるところが他の自然療法との主な違いですが、精油について、AEAJ は次のように定義しています。「精油（エッセンシャルオイル）は、植物の花、葉、果皮、果実、心材、根、種子、樹皮、樹脂などから抽出した天然の素材で、有効成分を高濃度に含有した揮発性の芳香物質である。各植物によって特有の香りと機能を持ち、アロマテラピーの基本となるものである。」

（1）アロマテラピーの歴史

　アロマテラピー（aromatherapy）という言葉は、フランス語の「aroma（アロマ）：香り」と「therapie （テラピー）：療法」を組み合わせた造語であり、命名者はフランス人化学者ルネ・モーリス・ガットフォセ（Rene-maurice Gattefosse：1881-1950年）であり、アロマテラピーの父と呼ばれています。ガットフォセは、研究室で化学実験中に事故でひどいやけどを負い、治療の過程でラベンダー精油を使用したところ、著しい効果をあげた経験がきっかけで、香りのある精油の治療的な効果に目覚め、精油を用いた治療法について研究し、1937年に著書『Aromaterapie』をフランス語で出版しました。

　ガットフォセによって、アロマセラピーという言葉は世界中に広がっていき、今日のように様々な精油による治療やヒーリングが行われるようになりましたが、歴史的に見ると、古代の人々はすでに「香りの持つ力」を知っており、芳香植物を治療や儀式に使ってきた歴史があります。「医学の父」と呼ばれている古代ギリシャの医師であるヒポクラテス（Hippocrates, B.C460-370年頃）も、芳香植物を積極的に治療に取り入れ、健康増進や治療に芳香植物を用いた入浴やマッサージを推奨したとされています。このほか、古代イスラムや古代インド、中世ヨーロッパなどでも植物療法は行われてきており、アロマテラピーの歴史は大変古いということが分かります。

（2）精油

　精油は一言でいうと、「香りのもと」であり、植物が作り出した二次代謝産物で、天然の化学物質である有機化合物が数十から数百集まってできたものであるとされています。さらに精油は、色々な成分により構成されており、その植物ごとにそれぞれ独自の成分が含まれていて、ひとつひとつの成分が違う働きをもっているため、精油ごとに独特の香りがして、いろいろな作用が生まれるのです。

　精油は私達の心身に様々に働きかけを行うことのできる貴重な物質ですが、植

第4章　休養・リラクゼーション

物自体にとっては、どのような役割があるのでしょうか。植物は動物と違い、自らが動くことが出来ないため、精油は植物が生存できるための様々な役割を果たしていると言われています。まだ十分に解明されていないことも多いですが、植物にとっての精油の役割は、以下のように様々な役割があるとされています。

① 誘因効果：植物は芳香物質により昆虫や鳥を引き寄せ、受粉したり、種子を遠くへ運んでもらいます。
② 忌避効果：植物は芳香物質によって虫や鳥を遠ざけ、摂食されることを防いでいます。
③ 抗真菌効果・抗菌効果：カビや有害な菌が植物に発生するのを防ぐ効果があります。
④ 成長促進・抑制：他の植物との生存競争に勝つため、その種子の発芽や生長を止めたり、抑えたりする効果があるとされています。
⑤ 乾燥の予防や防御：汗のように芳香物質をよく蒸発させて、自らを冷却し、強い太陽の熱から身を守る働きがあるとされています。
⑥ 情報伝達物質：植物内での情報伝達物質として、ホルモンのような働きをしているとされています。
⑦ 不要な老廃物：植物内で不要になった老廃物であるとも言われています。

また、植物内に芳香物質だけを分泌する腺があり、植物によって芳香物質を合成する部位が異なるため、精油の抽出部位は植物ごとに異なっています。

（3）精油の作用

精油は、人間の心と身体に様々な作用をもたらしますが、①心身への作用と、②細菌やウィルス、虫などに対する作用、の2つの作用に大別され、具体的にはそれぞれ以下のような作用があるとされています。

① 心身への作用

・鎮静作用：神経系を鎮静し、心と身体の働きをリラックスさせる作用がある。鎮静作用は眠気を促す推進作用につながることもある。

・鎮痛作用：各種の痛みを和らげる作用がある。

・鎮痙作用：筋肉の緊張を緩める作用がある。

・消化促進・食欲増進作用：胃腸の消化活動を高めたり、食欲を増進する作用。胃の働きをよくする健胃作用もあるとされる。

・ホルモン調節作用：ホルモンの分泌を調節する作用がある。

・刺激作用：心や身体の活動を刺激し、高める作用がある。

・強壮作用：身体の各部や全身の働きを活性化し強化させる作用がある。

・免疫賦活作用：免疫の働きを強め、活性化する作用がある。

・利尿作用：尿の排泄を促進する作用がある。

② 細菌やウィルス、虫などに対する作用

・殺菌作用：バクテリアなどの菌を殺す作用がある。

・抗菌作用：細菌の増殖を抑える作用がある。

・抗真菌作用：真菌（カビ）の増殖を抑える作用がある。

・抗ウィルス作用：ウィルスの増殖を抑える作用がある。

・殺虫・虫よけ作用：虫を殺したり、よけたりする作用がある。

　これらの各作用により、精油を嗅ぐとエンドルフィン、セロトニン、アドレナリンなどが分泌され、多幸感や情緒の安定、心を鼓舞・活気づける、鎮静などの効果をもたらす脳内の神経伝達物質（脳内モルヒネ）が分泌されると言われています。また、免疫系を強化して、体がウィルスや細菌と戦う力を高める、血液やリンパ液の流れを促す、腎臓や肝臓、胃などの体の各器官を刺激して働きを向上させるなどの効果が知られています。筋肉の緊張を和らげ、痛みを軽減したり、殺菌消毒作用によりニキビや傷のケアにも使えたりと様々な用途に活用されています。

（4）アロマテラピーの利用方法

　アロマテラピーは人間の五感のうち、主に嗅覚と触覚に働きかけるため、精油が人間に作用する経路は、①感覚器（嗅覚）から脳へ伝わる経路、②皮膚や粘膜などを介して血管に入り、血液循環により全身に伝わる経路の２つがあります。血液循環による経路は、精油がどこから血管に入るかによって、さらに呼吸器、皮膚、消化器の３つに分かれます。このうち、わが国においては、危険性が高いため、直接経口からの摂取による消化器からの利用はほとんど行われていません。感覚器である嗅覚からは、空気中に蒸発した精油成分を鼻の奥にある嗅細胞がキャッチし、電気信号に変えられ、脳に送られることによって「におい」として認識されます。また鼻の粘膜から血管にも入り、肺に入った精油成分は肺胞から血管にも入り、血液循環によって全身をめぐります。また、皮膚に塗られた精油成分は、皮膚内の毛細血管に入り、こちらも血液循環によって全身をめぐります。
　具体的な利用法は以下のような種類に分類されています。

① 芳香浴法：精油の香りを楽しむ方法であり、精油を拡散して香りを楽しむことで、心と身体のバランスを整える方法。
② 沐浴法：入浴時に精油を使う方法で、精油を入れた湯に全身または一部を浸ける方法で、入浴の効果に精油の効果が加わることで、相乗効果が期待できる。
③ 吸入法：積極的に精油を吸い込む方法。精油成分を飲まずに、鼻や口から吸入することで、呼吸器系の不調を緩和する方法。
④ トリートメント法：精油を薄めたオイルを使って身体に塗布する方法。リラクゼーション、保湿、整肌、血行促進、筋肉の凝りを和らげるなどの効果があります。
⑤ 湿布法：精油を入れた水や湯に布を浸して身体にあてる方法。一般に、湯湿布は肩こり、頭痛、生理痛など慢性のトラブルに、冷湿布は急性のトラブルに効果的とされています。皮膚に直接触れないように注意することが必要

です。

⑥ セルフスキンケア法：ボディスプレーやクリームなど、精油と基材を使った手作り化粧品で、セルフスキンケアに精油を取り入れる方法。

⑦ フェイシャルスチーム：顔に精油成分を含んだ蒸気をあてることにより、血行を促進し、皮膚に潤いを与える方法。

　いずれの方法についても、精油の種類や濃度など個人差があり、使用方法についてもしっかりと注意する必要があります。また、精油の排泄も重要であり、腎臓、肝臓に運ばれて解毒・代謝され、不要なものとして尿や便、吐く息、汗などから体外に排泄されることを理解していなければなりません。さらに、特定の精油は、高血圧やてんかん、腎臓の障がいをもつ患者さんや妊娠中など禁忌のものもあり、注意が必要です。

10.　睡眠の質

　私達人間をはじめ多くの動物は睡眠がなければ生きていけない生き物です。十分な睡眠は心身を休めるためには大変重要なことは誰もが認識していることですが、実はなかなか実践できていない人々も少なくないのが事実です。

　休養は、栄養や運動と並んで、健康の保持・増進に重要な3要素の一つです。休養の最も代表的なものが睡眠です。入院患者や入所者にとっても睡眠が大変重要であることは言うまでもありません。睡眠不足は、日中の活動に様々な影響を及ぼすことからも、質の高い睡眠をとることは、すべての人間にとって大切です。

　日本睡眠学会によると、「睡眠は、脳を発達させた動物達の重要な生理機能であり、生存のために欠くことのできない行動である。進化の過程において、脳のための管理技術として登場したのが睡眠である。睡眠が不足すると、私達はいらいらしたり、眠くなったり、元気がなくなったりして、生活の質（QOL）が損なわれる。睡眠は、生物界に広くみられる活動と休息のリズム現象を基盤に発達し、脳の進化とともに、大きく発達した大脳を上手く休ませる機能が拡張され

第4章　休養・リラクゼーション

てきた」と定義されています。つまり、進化の過程において、大脳の発達とともに、睡眠によって脳を休ませることがより必要となってきたと解することができます。

睡眠は、レム睡眠とノンレム睡眠とに大別され、それぞれが異なる役割を果たしています。レム睡眠は、急速眼球運動（rapid eye movement）を伴う睡眠という意味であり、急速眼球運動とは、閉じたまぶたの下で眼球がきょろきょろと動くことを指します。体はぐったりしているのに、脳は覚醒に近い状態になっていて夢を見ていることが多い眠りです。一方、ノンレム睡眠とは、レム睡眠でない眠りであり、いわゆる安らかな眠りの状態です。ノンレム睡眠は大脳を鎮静化するための眠りであり、レム睡眠は大脳を活性化するための眠りであるため、両者の性質は対比的であり、相互補完的なのです。質の高い睡眠には両者が含まれていなければならず、特に休養のためには、ノンレム睡眠が欠かせないということになります。

悩みや心配ごとが多くストレスを感じていると、不眠になる傾向が多くの人に見られますが、実際ストレス状態では不眠が起こりやすく、この時分泌される副腎皮質刺激ホルモンには睡眠を抑制する作用があります。睡眠はまた、免疫増強過程と密接に関わっており、生体がウィルスや細菌に感染すると、免疫学的な生体防御反応を誘発するとともに、発熱とノンレム睡眠を誘発します。それゆえ、感染後に出現する眠りは、生体防御ないし免疫増強の重要な役目を担っていると言えます。このように生体はホルモンや免疫関連物質、異物や毒物、さらには代謝産物までも活用して、たくみに眠りを調節していると言えるのです。

これらのことにより、上手に睡眠をコントロールすることは健康の保持・増進に大変重要なばかりではなく、実際疾病に罹患した際においても、睡眠コントロールにより回復に向かう生体をつくり出すことも可能であることが分かります。

厚生労働省健康局より「健康づくりのための睡眠指針の改定に関する検討会報告書」を踏まえ、11年ぶりに改定された「健康づくりのための睡眠指針2014」が発表されました。これまでの7箇条から次の12箇条となりました。具体的な内容は次の通りです。1．良い睡眠で、からだもこころも健康に、2．適度な運動、しっかり朝食、ねむりとめざめのメリハリを、3．良い睡眠は、生活習

慣病予防につながります、4．睡眠による休養感は、こころの健康に重要です、5．年齢や季節に応じて、ひるまの眠気で困らない程度の睡眠を、6．良い睡眠のためには、環境づくりも重要です、7．若年世代は夜更かしを避けて、体内時計のリズムを保つ、8．勤労世代の疲労回復・能率アップに、毎日十分な睡眠を、9．熟年世代は朝晩メリハリ、ひるまに適度な運動で良い睡眠、10．眠くなってから寝床に入り、起きる時刻は遅らせない、11．いつもと違う睡眠には、要注意、12．眠れない、その苦しみをかかえずに、専門家に相談を。

　本指針の改定の背景としては、前回の指針策定から10年以上が経過し、睡眠に対する科学的知見が蓄積されていること、また2013年度から健康日本21（第二次）を開始したことから、睡眠の重要性について普及啓発を一層推進する必要があったためとしています。睡眠の重要性がより高まる中で、社会全体で睡眠に対する理解と質の高い睡眠のための支援づくりが求められていると言えます。

　それぞれの指針は科学的根拠について解説されていますが、第2条の「適度な運動、しっかり朝食、ねむりとめざめのメリハリを」には、以下の4点の根拠が示されています。①定期的な運動や規則正しい食生活は良い睡眠をもたらす、②朝食はからだとこころのめざめに重要、③睡眠薬代わりの寝酒は睡眠を悪くする、④就寝前の喫煙やカフェイン摂取を避けることが重要である、とされています。特に④では、カフェインは覚醒作用を持っており、コーヒー、緑茶、ココア、栄養・健康ドリンク剤等に多く含まれており、夕方から就寝前のカフェインの摂取は、入眠を妨げたり、睡眠時間を短くさせたりする傾向があるとされています。

　また、第6条の「良い睡眠のためには、環境づくりも重要です」では、以下の2点の根拠が示されています。①自分にあったリラックス法が眠りへの心身の準備となる、②自分の睡眠に適した環境づくりが必要である、です。特に②では、寝室の温度、湿度、騒音、光、寝具、寝衣などの環境は睡眠の質と関係することが示されているため、寝室・寝床内では、静かで、暗く、温度や湿度が季節に応じて適切に保たれることが大切であるとされています。具体的には、寝床内での身体近傍の温度が33℃前後になっていれば、睡眠の質的低下は見られないと考えられ、また同一の温度環境下では、高湿度になると覚醒が増加し、深睡眠が減少することが示されています。さらに、明るさについては、明るさが同じでも、

第4章　休養・リラクゼーション　109

青白い光や白っぽい光のように相関色温度の高い光は白熱電球のような暖色系の光と比べて、覚醒作用が強いことが指摘されています。

11. ヨーガを取り入れた心身の浄化

　ヨーガの究極の目的は、一般的には心身を健全にするだけではなく、人間の存在そのものを霊的に進化させ、宇宙と一体になると言われています。霊的や宇宙と一体と聞くとなんだか宗教的で、かつあまりにも神秘的と思われるかもしれませんが、私達人間は、もともと自然の中で生活しており、地球上の生命体であり、かつ広大な宇宙の一部であることは物理学や天文学が証明しているようにまぎれもない事実なのです。また霊的（スピリチュアル）という言葉についても、世界保健機関（WHO）の健康の定義に加えるべきであるとする議論もあり、死後の世界や生命の誕生などについては、私達は実は何も分かっていないといっても過言ではなく、その意味においては神秘的と言えるのです。

　ヨーガという言葉の意味は、サンスクリット語で２つあり、１つは調和、統一、安定を意味する「結合」であり、もう１つは「軛（くびき）」であり、軛はもともと牛や馬を車につなげるためのものですが、それから転じて存在と自己とをつなぐ、すなわち「自己実現」を意味します。私達の認識は、通常、客観（対象）と主観（自分）で構成されていますが、ヨーガの悟りの境地に達すると、対象と自分とが混然一体となり、全く統一された存在になることができ、主客合一と呼ばれています。科学の立場は、常に対象と自分、客観と主観との対立がその根底にある立場であり、客観について得られた知識は、どこまでも客観についての知識にすぎず、その対象を認識する主観についての知識ではないのです。これに対し、主客合一のヨーガの立場から得る知識は、単に客観についての知識ではなく、主観と客観を根底から支え、存在せしめるものの知識、主観にも客観にも通じる流通無碍の知識だと言えるとされています。

12. カラーセラピー

　私達の周りには実に様々な色があります。自由であることが実感できることの一つに選択（チョイス）できることがあるとされていますが、多くの人々は、毎日の生活において、好きな服装をする際にも色を意識し、好きな色の組み合わせで楽しんだり、満足したりしています。また、一歩外へ出てみると、日本においては、春の訪れとともに、桜があちこちで満開となり、辺り一面がピンク色に染まり、和んだ気持ちと同時に希望に胸を膨らませることができます。続いて新緑の季節には、鮮やかなグリーンの葉が森を埋め尽くし、光合成が活発に行われ、酸素が沢山となり、私達はリラックスすることができるのです。毎日の食卓においても同様に、様々な新鮮な色合いの果物や野菜が私達の体内に必要な栄養素を提供してくれており、食欲を促進し、エネルギーを補給することができます。このように考えると、様々な色で私達の生活が溢れていることがわかります。

　色は私達が感じる美観に大きな影響を与えており、個々の人々の好みの色や不快な色は、気分やその時の状態によっても微妙に変化しており、私達の生活における快適性に少なからず影響を与えているとされています。

　眼は光のエネルギーを感知する感覚器官で、光のエネルギーの強弱や特性に応じて、そのエネルギーを体内で感知できる電気的な信号に変換し、その情報を大脳に送っています。このとき、物理的には同じ特性をもつ色が異なって見える、逆に物理的には異なっているはずの色が同じ色に見えるという現象も起こっています。さらに色の情緒的な反応や美観などの心理的な効果が生じることも確認されており、色とは心理物理的存在であるとよく言われることからも、色は物理的な現象と心理的な現象が総合されたものと言えるのです。日常生活の中で、色のもつ、形を超えて人間の感性に直接的に働きかける特質を最大限に活用してみることもリラックス効果をもたらすかもしれません。

第4章　休養・リラクゼーション

13. アニマルセラピー

　アニマルセラピーという言葉は、通常、動物介在活動（AAA：animal assisted activity）と動物介在療法（AAT：animal assisted therapy）に分けられ、障がい者補助犬（盲導犬、聴導犬、介助犬）も広義ではアニマルセラピーに含まれます。活躍する動物は、犬、馬（ポニーを含む）、イルカ、サルなどが代表的ですが、その他の動物の場合もあります。

　アニマルセラピーの一般的な効果としては、生理的利点（病気の回復・適応、病気との闘い、リラックス、血圧やコレステロール値の低下、神経筋組織のリハビリテーション）、心理的利点（元気づけ、動機の増加、活動性、感覚刺激、くつろぎ作用、自尊心、有用感、達成感、責任感などの肯定的感情、心理的自立の促進、ユーモア、遊びを提供する、親密な感情、無条件の受容、感情表出（言語的・非言語的）、教育的効果、回想作用）、社会的利点（社会的相互作用・人間関係を結ぶ触媒効果、社会的潤滑油、スタッフや仲間との言語活性化作用、集団のまとまりや協力関係、身体的、経済的な独立の促進）など多岐にわたりますが、エビデンスに乏しいのが現状となっています。

　一方、デメリットは何といっても、動物自身が自立して生活できないということでしょう。しかしながら、この地球上には人間だけが生存しているのではなく、歴史的にみても、長い間、様々な動物達と共存してきたことを思い出していただきたいと思います。光合成を行う植物がいなければ私達人間は酸素不足でいずれは生き残れないであろうし、生きていくには食物連鎖の視点から言っても動物は人間だけでは生きていけないことは明らかです。

　「生きている」ということを実感でき、楽しいと思える瞬間があること、「生きたい」という強い気持ちを持ち続けることが何よりも重要なケアを必要とする人々や高齢者、そして子供達の健全な成長にとっては、動物のけなげで必死に生きる姿から得るものは大きいはずであり、何らかのエネルギーを受け取ることは間違いありません。また、ケアを提供したり、面倒を見る側にとっても、うれしければ喜び、お腹が空けば吠える、といった極めて素直な動物達の感情を受け止

めることによって、いつしか失いかけていた人間らしさや童心に帰る一瞬があるということは、ケアの質の向上につながるのではないでしょうか。

アメリカデルタ協会がアニマルセラピーに関するマニュアルを作成しており、組織の受入れのための手順や基準、動物へのワクチン接種、具体的なセラピーの効果の測定やゴールの設定に関し指針が提示されています（Delta Society, Standards of Practice for Animal-Assisted Activities and Animal- Assisted Therapy,1996）。

14. 音楽療法

音楽は私達の生活には欠かせないものです。好みの音楽のジャンルは世代や個性によって様々に異なっていますが、音楽は、言葉も国籍も環境も異なる異文化の人々が心を通わせることができる素晴らしいものです。音楽は、五感のうち、主に聴覚を通じて私達の心身に働きかけるものです。人類の長い歴史の中で、各国、各民族や部族においては、音楽は祈りをささげる、祭りや行事などにおいて人々の心を一つにする、喜びや時には悲しみを表現する重要な役目を果たしてきました。欧米においては、1950年代から音楽療法に関する専門的な組織が発足しており、音楽が病を癒す一手段として用いられるようになり、患者やケアを必要とする人々に対し、音楽療法（music therapy）として、本格的な研究や活動が活発に行われてきています。わが国においては、1995年に発足した全日本音楽療法連盟（バイオミュージック学会と臨床音楽療法協会が合体）が母体となり、2001年に「日本音楽療法学会（Japanese Music Therapy association）」が設立され、認定音楽療法士の育成等を行っています。

本学会の目的は、疾病と健康に関する音楽の機能と役割を学際的に研究し、音楽療法を医療、福祉、健康、教育の領域において積極的に展開することとしています。また、音楽療法の定義は「音楽のもつ生理的,心理的,社会的働きを用いて、心身の障がいの軽減回復、機能の維持改善、生活の質の向上、問題となる行動の変容などに向けて、音楽を意図的,計画的に使用すること」としています。さらに、音楽療法の効果としては、自律神経系、免疫系、ホルモン系への音楽の影響から、

第4章　休養・リラクゼーション　113

確実な音楽療法の有効性についてのエビデンスが構築されつつあり、医療領域においては、音楽による不安軽減や疼痛緩和効果が明らかになってきているとしています。終末期においても、音楽療法を受けた人と受けなかった人の比較において、受けた人の方がより寿命が長かった、認知症高齢者領域においては、不安と不穏そして敵意の軽減に効果が見られた、障がい児・者領域においては、心と体の発達支援に役立つ傾向が示唆されており、次第に効果が検証されつつあります。

　音楽療法の実際としては、①受動的音楽療法：個人または集団に音楽を聴かせる、②能動的音楽療法：個人または集団に楽譜を演奏させる、歌わせる、合奏させる、③その他：ある集団に対して、音楽をレクリエーションとして用い、参加者間のコミュニケーションを円滑にする、の３つの形態があるとされています。また音楽を取り入れることによる具体的効果としては、①鎮静、②睡眠、③緊張緩和、④抗うつ効果、⑤放心効果、⑥志気高揚、⑦怒りの発散、⑧不安解消、⑨心の慰安、⑩鎮痛効果が期待されるとしています。

15. 化粧療法

　「化粧療法（Cosmetic Therapy）」という言葉については、グローバルな視点からしてもやや認知度が低いのが現実ですが、名門 Taylor & Francis 社から「Journal of Cosmetic and Laser Therapy」という学術雑誌が出されているなど、研究も次第に進んできており、エビデンスが集約され始めています。雑誌の内容は、レーザー治療などの最新の皮膚治療が主であり、皮膚科専門医や美容整形外科医などによる各療法の研究成果などが掲載されています。このように通常、Cosmetic Therapy と言えば、整形外科や皮膚科領域における用語の一つと捉えられている場合が多いのが一般的です。

　日本化粧療法協会（http://m-therapy.jp）の定義によると、「化粧療法とは、ハンドケア、フェイシャルケア、メイクアップなどのスキンシップを通して、リラックスしながら若さや美しさを取り戻し、自信や満足感、自己肯定感などを手にすることを目的とした生理的・心理的ケア」となっており、「お化粧をする行為」

であるメイクアップや色の効果を通して、表情の違いを実感し、心身両面にプラスの効果をもたらす一つの療法と考えることができます。「化粧療法」によって得られる6つの効果としては、①ヘルスケア効果：健康で美しい肌を保つ、②ビューティ効果：生き生きとした美しさを手にいれる、③アンチエイジング効果：心身ともに若く明るく健やかに、④ヒーリング効果：スキンシップやBGM、アロマによる癒し、⑤メンタルケア効果：楽しい会話によるリラクゼーション、⑥モチベーションアップ効果：自己演出力を身につける、となっており、多くの効果が期待できるとしています。

わが国における化粧品会社大手の資生堂は、独自に開発した「化粧サービス（化粧療法プログラム）」が経済産業省「2014年度健康寿命延伸産業創出事業（検証実施期間：2014年6月～2015年2月）」に採択され、東京都健康長寿医療センターと共同で検証したところ有効性が確認されたとしています。「資生堂ライフクオリティー事業」を通じて、「化粧サービス（化粧療法プログラム）を様々な対象者（高齢者、視覚障がい者、がん患者等）のQOL（クオリティ・オブ・ライフ）の維持・向上を目的に展開してきており、今回の検証の結果、健康自己評価、抑うつ傾向の改善効果が確認され、「化粧サービス（化粧療法プログラム）」が、健康寿命延伸のための新たなヘルスケアサービスとして有効であること、また介護費用削減効果が期待できることを確認したとしています。女性の平均寿命が長く、各施設においても女性のサービス利用者が多いわが国においては、今一度検討してみることも必要な時期に来ているかもしれません。

16. 園芸療法の積極的活用

日頃、人間中心の生活に追われている際にはあまり意識しないことも少なくなく、私達の日常生活においては、地球上には人間のみではなく、自然の中で様々な動物や植物と共生していることがあまり実感できなくなってきています。園芸療法の治療的効果については、歴史的にも早くから示されてきており、1700年代後半から1800年初頭にかけて、アメリカ独立宣言にも貢献し、アメリカ精

神医学の父と呼ばれている、ベンジャミン・ラッシュ医師（Dr. Benjamin Rush, 1745-1813）によって、庭園での作業は、精神疾患患者に明らかに効果があると発表されたことにより盛んになっていきました。

　アメリカではその後発展し、1973年に治療やリハビリテーションのためのナショナルカウンシルが発足、1987年に現在のアメリカ園芸療法協会（the American Horticultural Therapy Association ： AHTA）となり、今日まで積極的な園芸療法の普及や研究、教育活動や実践者の育成などを行ってきています。日本においても、自然に親しみ、植物との関わりを見直し、生活の中に取り入れ、豊かさを確保するために、身近な植物を利用した園芸によって身体や心のリハビリや癒しへの手法としての有効活用を促進するため、日本園芸療法士協会が発足しており、活動を展開しています。

　アメリカ園芸療法協会の園芸療法スタンダード（2015 Standards of Practice for Horticultural Therapy）によると、治療の一形態として園芸療法を行うプロセスにおいては、参加者一人ひとりにそった園芸療法プログラムの開発が必要であるとしています。その理由としては、参加者の参加可能なレベルが個々によって異なっており、危険性や制限される行為なども考慮に入れたプログラムが重要であるとしています。

　　American Horticultural Therapy Association（AHTA）　http://www.ahta.org
　　日本園芸療法士協会　http://www.engeiryohoshi.or.jp

第5章 ヘルスケアシステムとプロフェッション
(Healthcare System and Profession)

　出来る限り健康を保持・増進するため、毎日のライフスタイルにおいて健康行動を心掛けることは大変重要なことです。すでに前述した通り、食や栄養については、セルフ・ニュートリション（Self-nutrition）などに関する知識を習得し、できるだけ予防することが賢い医療消費者に求められています。また、疲労回復や、風邪などの一般的な諸症状の緩和および回復については、セルフメディケーション（Self-medication）能力を高めることにより、回復までの時間や苦痛の緩和などが期待されます。しかしながら、一度、がんなどの悪性腫瘍やその他重篤な疾患への罹患、事故との遭遇などによる救急医療場面においては、医療の専門家（プロフェッション）に命を委ね、専門の医療機関において受診し、最善の医療を受けることが重要となってきます。その意味においては、賢い医療消費者は、これまでのような完全なお任せ医療ではなく、医療に関する様々なルールや諸制度、医療施設の特徴や医療従事者の専門性や教育などについても理解を深め、より質の高い医療サービスを受けられるように進んで学習し、様々な場面で意思決定していくことが今後は必要となってきました。

1. わが国のヘルスケアシステムの特徴

　私達人間の命は、地球上どこにいても誰の命であっても大変大切なものであり、共通ですが、残念ながらその命を救うためのヘルスケアサービス提供の仕方やシステムは、国や地域によって異なっているのが現状です。すべての健康課題を抱える人々に最適なヘルスケアサービスが提供されることが重要ではありま

すが、残念ながら限られた医療資源の中で、限られた条件下においてヘルスケアサービスが提供されており、医療サービスも看護サービスも、様々なルールや制度の下で提供されており、ヘルスケアシステムを理解することは賢い医療消費者にとって重要なことです。

2. 憲法第 25 条と社会保障

(1) 憲法

憲法はわが国にとって最高法規ですが、各保健医療関係法規はこの憲法第 25 条の下に成り立っており、保健医療関係職種にとっても人々にとっても大変重要な条項です。国民主権の憲法の下では、どんな人間も生まれながらにして健康で文化的な生活を送ることは権利として認められていることに留意が必要です。資本主義社会の下であっても富裕層のみにヘルスケアサービスが提供される制度ではなく、このことは大変素晴らしい制度と言えます。

> 日本国憲法第 25 条　生存権　すべて国民は、健康で文化的な最低限度の生活を営む権利を有する。国はすべての生活部面について、社会福祉、社会保障及び公衆衛生の向上及び増進に努めなければならない。

(2) 社会保障

日本における社会保障の定義については、以下の 1950 年の社会保障制度審議会による勧告が重要とされており、今日まで継承されています。

> 　社会保障制度とは、疾病、負傷、分娩、廃疾、死亡、老齢、失業、多子その他困窮の原因に対し、保険的方法又は直接公の負担において経済保障の途を講じ、生活困窮に陥った者に対しては、国家扶助によって最低限度の生活

を保障するとともに、公衆衛生及び社会福祉の向上を図り、もってすべての国民が文化的成員たるに値する生活を営むことができるようにすることをいう。

人々が元気に働いたり、一生懸命勉学に専念することができるのも、この社会保障制度により、病気になったり障がい者になった際には、安心して一定の水準の医療サービスや介護サービスを受けることができるという社会保障制度があるからであることを私達は忘れてはなりません。社会保障制度の下では、患者は家族における一員でもあり、父親役割などを担っていることを基本に、本人のみではなく家族に対しても様々な保障がきめ細かくなされているのが特徴です。このように充実した社会保障制度の存在により、サービス提供側もサービスを受ける側もコストをあまり気にせず、患者とその家族に医療の専門家はサービスを提供することが可能となっています。

（3）現在の社会保障に求められる基本的な考え方

わが国の社会保障制度は、世界に誇れる皆保険制度を基本としており、国民の生活、健康の保持・増進、医療や介護に対し大変重要な役割を果たしてきました。しかしながら、昨今の人口構成比に現れているように、高齢化が進行し、同時に少子化も問題となっています。社会保障を支える世代の人口が減少する一方で、医療や介護を必要とする高齢者が増えていることから、医療費などの増加の問題が深刻化し、社会保障制度そのものの見直しが求められてきているのが現状です。

今後の社会保障制度のあり方について検討され、2013年に取りまとめられた『社会保障制度改革国民会議報告書』によると、基本的には日本の社会保障制度は、自助・共助・公助の最適な組み合わせに留意して形成すべきであるとされています。国民の生活は、自らが働いて自らの生活を支え、自らの健康は自ら維持するという「自助（セルフヘルプ　Self-Help）」を基本としながら、高齢や疾病・介護を始めとする生活上のリスクに対しては、社会連帯の精神に基づき、共同してリスクに備える仕組みである「共助（Cooperation）」が自助を支え、自助や共助

では対応できない困窮などの状況については、受給要件を定めた上で必要な生活保障を行う公的扶助や社会福祉などの「公助（Public Assistance）」が補完する仕組とするものであるとされています。これらの考え方を具現化するために、2013年12月「持続可能な社会保障制度の確立を図るための改革の推進に関する法律」が成立しており、関連する様々な法律や制度改正が順次行われています。また、これらの組み合わせによる保障は国によって異なっているのが現状です。

3. 医療保険制度と診療報酬制度

　保険は、通常社会保険と民間保険に大別されますが、我が国のヘルスケアシステムの特徴の一つとして、全国民が強制加入する社会保険が基本となっており、個人の意思決定に基づく民間の私保険が不足部分を補完するという仕組みをとっていることがあげられます。国民が保険証の提示により誰もがいつでもどこでも平等に医療機関を受診することができる国民皆保険制度となっており、本制度は世界的にも高く評価されており、1961年国民皆年金制度とともに達成されてから今日まで維持されています。

（1）医療保険制度

　わが国の医療保険制度は、年金制度と同様に国民皆保険であり、すべての国民が一定の負担により医療給付を受けられる仕組みとなっていることが大きな特徴です。医療保険は、疾病、負傷、死亡、分娩等に対して、保険者が保険給付を行う社会保険制度であり、疾病や負傷による医療費の負担等によって、国民が経済的困窮に陥ることを防止することを目的としています。大正時代に制定された健康保険法は最初の医療保険制度であり、労働者を対象に給付され、一部の人々のみをカバーするものでした。次いで国民健康保険法が制定され、次第に対象が拡大し、1961年にようやく年金と同時に国民皆保険体制が整ったのです。

　現在、我が国ではすべての国民が何らかの保険に加入しており皆保険制度を維

持していますが、年金制度のように一元化されておらず、様々な保険制度が存在する医療保険は、被用者保険と国民健康保険および後期高齢者医療に大別されます。被用者保険は、事業所に使用される者を被保険者とする健康保険、船員保険、共済組合であり、国民健康保険は、一般地域居住者を被保険者とする市町村の国民健康保険が中心となっています。

　現在のわが国の医療保険制度は、前述した通り、①職域を基本とした各種被用者保険、②居住地（市町村）を基にした国民健康保険、③75歳以上の高齢者等（65歳から74歳の一定の障がいの状態にある旨を後期高齢者医療広域連合により認定された者を含む）を対象とした後期高齢者医療制度の3つに分けられますが、すべての国民がいずれかの制度に強制加入する皆保険制度となっています。このうち高齢者に関する医療については、2008年4月から新たな高齢者医療制度として、75歳以上の高齢者等を対象とする「後期高齢者医療制度」が創設され、都道府県単位による後期高齢者医療広域連合を運営主体として実施されています。後期高齢者医療制度は、老人保健法が改正され、高齢者の医療の確保に関する法律に基づき、75歳以上の後期高齢者に対する医療サービスが提供されています。

　これらの各医療保険制度の下では、具体的には、療養の給付として、診察、薬剤や治療材料の支給、処置、手術その他の治療、居宅における療養上の管理とその療養に伴う世話その他の看護、病院や診療所への入院とその療養に伴う世話その他の看護が行われます。

　また、療養に要する費用が著しく高額になった場合、被保険者、被扶養者の支払う一部負担金も著しく高額にならないよう、自己負担限度額を超える部分を償還払いする「高額療養費制度」があります。さらに、同一世帯の同一医療保険制度加入者について、医療保険の患者負担と介護保険サービスの自己負担がある場合、これらの合計額の年間額について、「高額医療・高額介護合算療養費制度」により負担の上限額が設けられており、多面的に家計を医療関係費用で圧迫することをサポートする優れた制度となっていることも特徴です。

　また、わが国における医療保険制度の特徴の一つとして、原則として被保険者や被扶養者が病気になったときに、医療機関で金銭ではなく、直接医療サービス

（現物）が給付されることとなっており、自己負担が一部負担となっている点です。一般被保険者、退職被保険者本人およびその被扶養者においては、入院、外来とも３割負担となっています。義務教育就学前の未就学児は２割、70歳以上75歳未満は２割、後期高齢者医療制度における75歳以上高齢者は１割負担、ただし70歳以上については、現役並みの所得者は３割負担となっています。入院時食事療養費については、2006年の制度改正により１食あたりの標準負担額が決められています。

（2）診療報酬制度

　実際の治療や看護ケアにかかった費用については、診療報酬制度によって、細かく標準化されているのもわが国のヘルスケアシステムの特徴と言えます。診療報酬とは、保険医療機関および保険薬局が行う保険医療サービスに対する対価として保険者から支払われる報酬のことです。診療報酬については、中央社会保険医療協議会（中医協）への諮問・答申を経て厚生労働大臣が定めることとなっています。原則として実施した診療行為ごとの点数を加算し、１点の単価を10円として計算されることになっています。各診療行為項目に規定されている点数は、難易度等、専門技術のバランスに応じてそれぞれ公定されたものであり、物価・人件費の動向や医療を取り巻く環境の変化等に応じ、おおむね２年に一度改定されています。最近の改定は2016年に実施されました。医療機関においては、一部負担は患者から直接徴収しますが、残りについては、月末に診療報酬明細書（レセプト）を作成し、審査支払機関においてチェックを受け、支払われる仕組みとなっています。

　各診療報酬の一覧が表示されたものが診療報酬点数表と言われるものですが、点数表は基本診療料（初・再診料、入院料等）、特掲診療料（医学管理等、在宅医療、検査、画像診断、投薬、注射、リハビリテーション、精神科専門療法、処置、手術、麻酔、放射線治療、病理診断）に分かれており、それぞれ個別に点数化されており、各公定価格が定められています。診療報酬の支払い方式には、出来高払い方式と定額払い方式の２つの方式がありますが、現行の診療報酬点数表は、出来高

払い方式を中心に、部分的に定額払い方式が組み込まれた形となっています。

このように標準化されていることによって、制度上の安定性が高く均一的であり、医療経営もしやすくなっていますが、個々の医療機関において実際に提供されているヘルスケアサービスの質や、個々の医師や看護師などのヘルスケアサービス提供者の能力などが反映されにくい仕組みとなっていることには注意が必要です。

（3）患者申出療養制度の開始

2016年4月より患者申出療養制度がスタートしました。ご存知の通り、わが国の医療保険制度は世界的にも素晴らしいお手本である前述した国民皆保険制度によって、すべての患者に対し医療サービスが低コストで提供できる仕組みが確立しており、今日まで維持されてきました。しかしながら、まず医療サービス提供の側に関しては、昨今の医療技術の目覚ましい進歩に伴う高額の医療機器や医薬品、病院等の医療施設建設費や維持費用、医師をはじめとする医療従事者の人件費等、医療を取り巻く環境には多額のお金がかかるようになってきたのです。一方で、医療サービス利用者側である患者については、高齢化の急速な進展により医療ニーズが高まっており、国民医療費は増加の一途を辿っている現状となっています。

こうした背景の中で新たにスタートした患者申出療養制度は、困難な病気と闘う患者の思いに応えるため、先進的な医療について、患者の申出を起点とし、安全性・有効性等を確認しつつ、身近な医療機関で迅速に受けられるようにする制度とされています。すでにわが国の医療保険制度においては、保険診療のみではなく、保険との併用が認められている療養として、評価療養と選定療養があります。評価療養は、保険導入のための評価を行うものであり、選定療養は保険導入を前提としないものである点が異なっています。

具体的には、評価療養には、先進医療、医薬品、医療機器、再生医療等製品の治験に係る診療、薬事法承認後で保険収載前の医薬品、医療機器、再生医療等製品の使用、薬価基準収載医薬品の適応外使用（用法・用量・効能・効果の一部変

第5章　ヘルスケアシステムとプロフェッション　123

更の承認申請がなされたもの)、保険適用医療機器、再生医療等製品の適応外使用（使用目的・効能・効果等の一部変更の承認申請がなされたもの）となっています。一方、選定療養には、特別の療養環境（差額ベッド料）、歯科の金合金等、金属床総義歯、予約診療、時間外診療、大病院の初診、大病院の再診、小児う蝕の指導管理、180日以上の入院、制限回数を超える医療行為等が含まれます。

　具体的な保険外併用療養費の仕組みとしては、評価療養の場合を例とすると、入院基本料等の保険適用部分である基礎的部分については、保険外併用療養費として医療保険で給付し、保険適用外部分である上乗せ部分については、患者から自由料金として料金を徴収することができることになっています。つまり、簡単に言うと、各自が所持している保険証により、1割、2割、3割と決まっている医療保険適応部分と、保険証と関係のない、直接的に患者が料金を支払う自由料金部分があるということです。前述した評価療養の内容を見てもわかる通り、先進医療や治験など、研究的な側面を持つ医療サービス提供については、医療現場において、リスクや効果・効能についてのインフォームド・コンセントを行い、患者が十分に納得して料金を支払う医療サービスがかなり多くなってきたと言えます。

　今回新たに開始された患者申出療養制度も、評価療養と同じく、保険導入のための評価を行うものとしての位置づけであり、わかりやすく言うと、まだ保険適応になっていない医療サービスについて、患者の申出に基づき、サービスを提供するということを意味します。具体的に患者申出療養の申出を行う時は、治験、先進医療、患者申出療養のいずれも実施していない医療を実施してほしい場合、先進医療で実施しているが、実施できる患者の基準に外れてしまった場合、先進医療で実施しているが、自分の身近な保険医療機関で行われていない場合等となっています。しかしながら、このような複雑な仕組みを患者自身がどれほど理解しているでしょうか。また、残念ながらお金がない場合にはこれらの医療サービスは受けられないということになることを、患者自身が十分に納得しているでしょうか。十分な患者教育と賢い医療消費者が多く存在する社会になることが急がれます。

4．介護保険制度と地域包括ケア

(1) 介護保険制度

　高齢化の進展に伴う要介護高齢者の増加や介護期間の長期化など介護ニーズの増大や、核家族化の進行、介護する家族の高齢化など、要介護高齢者を支えてきた家族をめぐる状況も変化を余儀なくされる中、従来の老人福祉・老人医療制度による対応では限界となってきたため、高齢者の介護を社会全体で支え合う仕組みである介護保険法が1997年に成立、2000年から施行されました。わが国における介護保険制度の基本的な考え方は、①自立支援、②利用者本位、③社会保険方式の3つです。①自立支援については、介護保険制度は、単に介護を要する高齢者の身の回りの世話をするということを超えて、高齢者ができるだけ自立した生活を送れるよう支援することを理念としている点です。②利用者本位は、これまでの措置制度といわれるような単に介護してもらうという考え方ではなく、利用者の選択により、多様な主体から保健医療サービス、介護福祉サービスを総合的に受けられる制度となっていることです。③社会保険方式については、該当する者がすべて強制的に参加し制度を支える、給付と負担の関係が明確な社会保険方式であるということです。

　新たな社会保険制度として、2000年より開始された介護保険制度は、医療保険、年金保険、労働者災害補償保険（労災保険）、雇用保険に続く第5番目の社会保険です。わが国は、1970年に高齢化率が7％を超え高齢化社会に突入し、その後1994年には2倍の14％を超え、高齢社会となりました。その後も世界に類を見ないスピードで高齢化が進行し2013年には25％を超え、超高齢社会として、高齢化率は世界トップ水準となっています。高齢化の進行に伴う要介護高齢者の増大により介護リスクが一般的となり、これまで家族に依存してきた介護機能の弱体化および老老介護や遠距離介護など、家族による介護負担の増大に対応するため、制度の改定が度々行われています。

　介護保険制度創設の目的は、①介護に対する社会的支援、②要介護者の自立支

表1　介護保険法で定める特定疾病

① がん（医師が一般に認められている医学的知見に基づき、回復の見込みがない状態に至ったと判断したものに限る）／②関節リウマチ／③筋委縮性側索硬化症／④後縦靭帯骨化症／⑤骨折を伴う骨粗鬆症／⑥初老期における認知症／⑦進行性核上性麻痺、大脳皮質基底核変性症及びパーキンソン病／⑧脊髄小脳変性症／⑨脊柱管狭窄症／⑩早老症／⑪多系統萎縮症／⑫糖尿病性神経障害、総尿病性腎症及び糖尿病性網膜症／⑬脳血管疾患／⑭閉塞性動脈硬化症／⑮慢性閉塞性肺疾患／⑯両側の膝関節又は股関節に著しい変形を伴う変形性関節症

出典：国民衛生の動向　Vol.62, No.9

援、③利用者本位とサービスの総合化、④社会保険方式の導入の4点です。介護保険制度の仕組みとしては、保険者は、介護サービスの地域性などを考慮し、国民に最も身近な行政単位である市町村（特別区を含む）とされています。サービスを受ける被保険者は、65歳以上の第1号被保険者と40歳以上65歳未満の医療保険加入者である第2号被保険者とに区分されています。給付については、第1号被保険者は、要介護状態（要介護1〜要介護5）また要支援（要支援1、要支援2）状態と判断された場合、第2号被保険者は表1に掲げる老化に起因する疾病（特定疾病）にり患し、要介護状態または要支援状態にあると判断された場合に給付を受けられることになっています。

　介護サービスの種類としては、予防給付と介護給付および地域支援事業に大別され、介護給付における施設サービスとしては、介護老人福祉施設、介護老人保健施設、介護療養型医療施設となっています。2005年の制度見直しにおいて、予防の視点が強化されたと同時に、市町村による地域密着型サービスが創設され、小規模多機能型居宅介護等が開始されました。また、公正・中立な立場から、地域における介護予防マネジメントや総合相談、権利擁護などを担う中核機関として地域包括ケアセンターが創設されています。

　具体的な介護保険サービスの種類は、①訪問系サービス（訪問介護・訪問看護・訪問入浴介護・居宅介護支援等）、②通所系サービス（通所介護・通所リハビリテーション等）、③短期滞在型サービス（短期入所生活介護等）、④居住系サービス（特

定施設入居者生活介護・認知症共同生活介護等）、⑤入所系サービス（介護老人福祉施設、介護老人保健施設など）があります。最近では、2012年度の制度改正により以下の2つの新たなサービスが創設されています。

定期巡回・随時対応型サービス：重度者を始めとした要介護高齢者の在宅生活を支えるため、日中・夜間を通じて、訪問介護と訪問看護を一体的に又はそれが密接に連携しながら、定期巡回訪問と随時の対応を行う「定期巡回・随時対応型訪問介護看護」が創設されました。

複合型サービス：訪問看護と小規模多機能型居宅介護の複数のサービスを組み合わせた複合型サービス事業所を創設し、看護と介護サービスの一体的な提供により医療ニーズの高い要介護者への支援の充実を図ることを目的としています。

さらに、昨今の医療と介護双方のニーズを持つ患者の増加に対応するため、「地域における医療及び介護の総合的な確保を推進するための関係法律の整備等に関する法律」によって、医療法、介護保険法等の関係法律の改正や整備が行われています。具体的には、医療と介護の連携の強化、病床機能報告制度や地域医療構想（ビジョン）などによる地域における効率的かつ効果的な医療提供体制の確保、地域包括ケアシステムの構築のための法律の改定や整備等が2014年から順次施行されています。

（2）地域包括ケアシステムの構築

これまで医療と介護がそれぞれの制度の下で、それぞれのルールと仕組みで運用されてきましたが、ヘルスケアサービス利用者には、医療サービスと介護サービスの双方のニーズを併せ持つ場合も少なくありません。今後は一体的に統合され、サービス利用者のニーズにマッチしたサービスが提供されるよう制度改革が現在進行中です。2014年6月に前述した医療介護総合確保推進法（地域における医療及び介護の総合的な確保を推進するための関係法律の整備等に関する法

第5章　ヘルスケアシステムとプロフェッション

律）が成立しました。本法律の趣旨は、「持続可能な社会保障制度の確立を図るための改革の推進に関する法律の措置として、効率的かつ質の高い医療提供体制を構築するとともに、地域包括ケアシステムを構築することを通じ、地域における医療及び介護の総合的な確保を推進するため、医療法、介護保険法等の関係法律について所要の整備等を行う」こととされています。地域包括ケアシステムの5つの構成要素は、「介護」、「医療」、「予防」という専門的なサービスと、「生活支援・福祉サービス」、「住まい」であり、相互に連携しながら在宅の生活を支えていくという考え方です。

　2015年には団塊の世代が65歳以上となり、2025年には団塊の世代が75歳以上の後期高齢者に突入することを視野に、高齢者が実際に生活をしている地域の特性に応じて、地域包括ケアシステムを構築していくことが急務であるとしています。背景には、今後認知症高齢者の増加が見込まれており、認知症高齢者の地域での生活を支えることが求められています。具体的な地域支援事業としては、高齢者が住み慣れた地域で生活を継続できるようにするため、介護、医療、生活支援、介護予防を充実させることが必要であり、①在宅医療・介護連携の推進、②認知症施策の推進、③地域ケア会議の推進、④生活支援サービスの充実・強化などが進められる予定です。

　また、医療サービスの提供を受けている患者は、地域で実際に生活をしている生活者であるという理解のもと、様々な現場で活躍する医療のプロフェッションは、患者のQOL（Quality of Life）の向上には、具体的にどのような支援が必要であるかについて、院内のみならず、地域の他の医療機関や福祉施設との連携を通して、また医師をはじめとする多職種との連携を密にすることにより、より質の高いサービスが提供できるよう工夫していくことが求められているのです。

（3）医療介護総合確保推進法

　高齢化の進展や医療技術の進歩なども相まって、障がいをもちながらがんに罹患する、要介護状態でかつ認知症の治療を受けているといった具合に、医療と介護双方のニーズのある患者が増加してきていること等を受け、2014年に、何

度かすでに紹介した重要な法律である「地域における医療及び介護の総合的な確保を推進するための関係法律の整備等に関する法律（医療介護総合確保推進法）」が成立しました。この法律の趣旨は、効率的かつ質の高い医療提供体制と地域包括ケアシステムの構築を通じて、地域における医療及び介護の総合的な確保を推進するため、医療法、介護保険法等の関係法律を一体的に整備するものです。表2に示す通り、3つの柱から構成されています。2025年に団塊の世代が後期高齢者となることを見据えての新たなヘルスケアシステムの構築が急がれています。

表2　医療介護総合確保推進法の概要

1．新たな基金の創設と医療・介護の連携強化
　　① 都道府県の事業計画に記載した医療・介護の事業（病床の機能分化・連携、在宅医療・介護の推進等）のため、消費税増収分を活用した新たな基金を都道府県に設置
　　② 医療と介護の連携を強化するため、厚生労働大臣が基本的な方針を策定

2．地域における効率的かつ効果的な医療提供体制の確保
　　① 病床機能報告制度及び地域医療構想：医療機関が都道府県知事に病床の医療機能（高度急性期、急性期、回復期、慢性期）等を報告し、都道府県は、それをもとに地域医療構想（ビジョン）（地域の医療提供体制の将来のあるべき姿）を医療計画において策定
　　② 医師確保支援を行う地域医療支援センターの機能を法律に位置づけ

3．地域包括ケアシステムの構築と費用負担の公平化
　　① 在宅医療・介護連携の推進などの地域支援事業の充実とあわせ、予防給付（訪問介護・通所介護）を地域医療支援事業に移行し、多様化
　　② 特別養護老人ホームについて、在宅での生活が困難な中重度の要介護者を支える機能に重点化
　　③ 低所得者の保険料軽減を拡充
　　④ 一定以上の所得のある利用者の自己負担を2割へ引上げ（ただし一般の世帯の月額上限は据え置き）
　　⑤ 低所得の施設利用者の食費・居住費を補填する「補足給付」の要件に資産などを追加

4. その他
① 診療の補助のうちの特定行為を明確化し、それを手順書により行う看護師の研修制度を新設
② 医療事故に係る調査の仕組みを位置づけ
③ 医療法人社団と医療法人財団の合併、持分なし医療法人への移行促進を措置
④ 介護人材確保対策の検討

出典：厚生労働統計協会　国民衛生の動向　VOL.63, No.9, 2016

5. 医療の専門機関に関するルール

（1）病院と診療所の違い

　病院と診療所の違いは何でしょうか。わが国における病院などの医療施設に関するルールは医療法で定められています。「病院」と「診療所」の違いは病床数すなわち施設が保有しているベッド数で区分されています。入院できるベッドを20床以上有する施設を「病院（Hospital）」、19床以下あるいは、入院施設を有しない医療施設を「診療所（Clinic）」として区別しています。身近な医療機関が「○○病院、○○ホスピタル」となっている場合には、入院ベッド数が20以上あるということになり、また「○○診療所、○○クリニック」となっている場合には、入院施設を有しないかあるいは、ベッド数が19までということになります。この場合、内科や外科といった診療科の数や診療科による違いはなく、わが国においては、あくまで病院と診療所の区別は、入院用のベッド数で区別されているのです。
　医療法第1条の5には以下のように定義されています。

　第1条の5　定義
　　この法律において、「病院」とは、医師または歯科医師が、公衆又は特定多数人のため医業又は歯科医業を行う場所であって、20人以上の患者を入院させるための施設を有するものをいう。病院は、傷病者が、科学的でかつ

適正な診療を受けることができる便宜を与えることを主たる目的として組織
され、かつ運営されるものでなければならない。

　2　この法律において、「診療所」とは、医師又は歯科医師が、公衆又は
特定多数人のため医業又は歯科医業を行う場所であって、患者を入院させる
ための施設を有しないもの又は 19 人以下の患者を入院させるための施設を
有するものをいう。

ここには、病院の目的が傷病者、つまり患者が、科学的で適正な診療を受ける
ことができる便宜を与えることを主たる目的として組織され、運営されるもので
なければならないことがしっかりと明言されています。つまり平たく言うと、病
院は患者中心でなければならないことは明らかであるということです。

(2) 医療法の改正

わが国の医療供給体制の基本となっており、病院と診療所の定義についても明
示されている医療法は、第二次世界大戦後の 1948 年（昭和 23 年）に施行され
ました。これまで約 70 年の間に 5 回の改正が行われてきました。第一次改正が
1985 年、第二次改正が 1992 年、第三次改正が 1997 年、第四次改正が 2000 年、
第五次改正が 2006 年に行われてきており、最初の約 40 年間は一度も改正されて
いませんでしたが、ここ 30 年の間に 5 回も改正されていることからも、医療を
取り巻く諸環境の変化や進歩が目覚ましいことが伺えます。さらに、2014 年に
は先に紹介した「地域における医療及び介護の総合的な確保を推進するための関
係法律の整備等に関する法律（医療介護総合確保推進法）」が成立しました。本
法律の制定を受けて、第六次改正医療法が公布されました。

(3) 医療法の改正が医療機関に与える影響

① インフォームド・コンセント
医療現場において、病名などの告知を含むインフォームド・コンセントが現在

第 5 章　ヘルスケアシステムとプロフェッション　　131

では定着していますが、わが国においては長年、予後不良や余命の告知などの情報については、家族には告げますが患者さん本人には直接病名等を告知しない医療文化が根付いていました。しかしながら、第三次医療法改正により、医師をはじめとする医療従事者の責務の一環として、インフォームド・コンセントが明文化されました。これにより現在ではすべての医療機関においてインフォームド・コンセントが実施されるようになりました。関連する医療法の条文は以下の通りとなっています。つまり、医療を提供する際に、医師をはじめとする医療従事者は、適切な説明を行い、医療を受ける者の理解を得るよう努めること、すなわちインフォームド・コンセントが医療従事者の責務として規定されたことになります。

第1条の4　医師等の責務
　医師、歯科医師、薬剤師、看護師その他の医療の担い手は、第1条の2に規定する理念に基づき、医療を受ける者に対し、良質かつ適切な医療を行うよう努めなければならない。
　2　医師、歯科医師、薬剤師、看護師その他の医療の担い手は、医療を提供するに当たり、適切な説明を行い、医療を受ける者の理解を得るよう努めなければならない。
（以下省略）

② 医療安全支援センター

2006年の第五次医療法改正では、病院などにおける医療事故等への対応として、医療安全の確保について強化され、医療法に医療安全支援センターの制度が位置づけられました。医療法第6条13に基づき、都道府県および保健所を設置する市または特別区は、医療に関する患者・住民の苦情・心配や相談に対応し、病院、飲料所、助産所、その他の医療を提供する施設に対する助言、情報提供および研修、患者・住民に対する助言および情報提供、ならびに地域における意識啓発を図り医療安全を推進することによって、住民の医療に対する信頼を確保することを目的として設置するよう努めなければならないこととされまし

表3　医療安全支援センターの主な業務

> 1．患者・住民からの苦情や相談への対応（相談窓口の設置）
> 2．地域の実情に応じた医療安全推進協議会の開催
> 3．患者・住民からの相談等に適切に対応するために行う、関係する機関、団体等と
> 　の連絡調整
> 4．医療安全の確保に関する必要な情報の収集及び提供
> 5．研修会の受講等によるセンターの職員の資質の向上
> 6．医療安全の確保に関する必要な相談事例の収集、分析及び情報提供
> 7．医療安全施策の普及・啓発

出典：医療安全支援センター総合支援事業ホームページ

た。

　都道府県、保健所を設置する市及び特別区には、日本全国で2015年12月現在382箇所（都道府県設置47センター、保健所設置市区64センター、二次医療圏センター（相談窓口のみ）271箇所）設置されています。医療安全支援センターの主な業務は表3の通りとなっています。

　具体的な医療安全支援センターにおける医療に関する相談としては、①多くの検査を受けたが、検査の必要性が理解しづらい、②主治医以外の先生の話も聞きたいのだが、主治医にどう切り出してよいかわからない、③手術後の経過が思わしくないのでカルテの開示を求めたいが、お願いできるのか、④院内処方と院外処方とは何か違いがあるのか、⑤現在使用している薬の服用について詳しく知りたいなど、様々な医療に関する苦情や相談に対応する職員を配置し、医療安全に関するアドバイスを行う体制が整えられています。

③「特定機能病院」と「地域医療支援病院」

　「病院」といってもさまざまな機能の違いがありますが、医療法上定められている一定の機能を有する病院（特定機能病院、地域医療支援病院）については、要件を満たすことにより名称独占を認めています。「特定機能病院」は、1993年4月から施行された第二次医療法改正において制度化され、「地域医療支援病院」

第5章　ヘルスケアシステムとプロフェッション　　133

は、1998 年 4 月から施行された第三次医療法改正において制度化されました。

「特定機能病院」（医療法第 4 条の 2）
　以下の要件に該当する病院は、厚生労働大臣の承認を得て特定機能病院と称することができる。
　　ⅰ）高度の医療を提供する能力を有すること
　　ⅱ）高度の医療技術の開発及び評価を行う能力を有すること
　　ⅲ）高度の医療に関する研修を行わせる能力を有すること

　この他、病床数は 400 床以上を有することが必要であり、原則 16 以上の診療科と手厚い人員配置、医療安全管理体制の整備、他の病院又は診療所から紹介された患者に対し医療を提供すること（紹介率 50％以上、逆紹介率 40％以上の維持）等が求められています。2017 年 6 月 1 日現在、厚生労働大臣から個別に承認を受けている病院数は、全部で 85 病院、うち大学医学部付属病院本院は 78 病院となっています。

「地域医療支援病院」（医療法第 4 条）
　地域における医療の確保のために必要な支援に関する以下の要件に該当するものは、その所在地の都道府県知事の承認を受けて地域医療支援病院と称することができる。
　　ⅰ）他の病院又は診療所から紹介された患者に対し医療を提供し、かつ当該病院の建物の全部若しくは一部、設備、器械又は器具を当該病院に勤務しない医師、歯科医師、薬剤師、看護師その他の医療従事者の診療、研究又は研修のために利用させるための体制が整備されていること
　　ⅱ）救急医療を提供する能力を有すること
　　ⅲ）地域の医療従事者の資質の向上を図るための研修を行わせる能力を有すること

　このほか、病床数は原則として 200 床以上としており、高い紹介率などが求め

られています。

　このように、医療法の改正内容は、医療機関に直接的に影響することが多く、また医療法は、患者にも大きな影響を与える大変重要な法律であることを賢い医療消費者は理解しておくことが大切です。

（4）病床の特徴

　病院、診療所及び歯科診療所を合わせた全国の医療施設数は約 17 万 7 千であり、病床数は約 170 万床となっています。医療法において病床は 5 種類（一般病床、療養病床、精神病床、感染症病床、結核病床）に分けられており、それぞれ基準が定められています。病床数の内訳については、一般病床が最も多く約 90 万床となっている他、療養病床が約 33 万床、精神病床が約 34 万床となっており、感染症病床や結核病床はわずかしかなく、わが国の病院等における病床の特徴としては、一般病床、療養病床、精神病床の 3 種類であると言えます。療養病床の定義は、「主として長期にわたり療養を必要とする患者を入院させるための病床」となっており、精神病床の定義は、「精神疾患を有する者を入院させるための病床」となっていますが、一般病床の定義では、「精神病床、結核病床、感染症病床、療養病床以外の病床」となっており、一般的に通常の急性期の患者が入院している病床と言えます。

① 病床機能報告制度の開始

　現在の医療制度改革の中心は、前述した地域包括ケアシステムの構築と同時に、医療機能の分化・連携が同時に進められなければならないとされており、両者が一体的に進められることが求められています。2015 年より病床機能報告制度が開始され、医療機関が有する病床において担っている医療機能の現状と今後の方向を選択し、病棟単位で都道府県に報告することとなりました。表 4 は医療機関が報告する医療機能の一覧と定義です。これまで様々な状態の患者が急性期の病棟に入院していた実態を踏まえ、どの程度医療資源を実際に投入しており、どのような診療行為や看護ケアが提供されているかについて、詳細に機能を分類して

第 5 章　ヘルスケアシステムとプロフェッション　　135

表4　医療機関が報告する医療機能

医療機能の名称	医療機能の内容
高度急性期機能	急性期の患者に対し、状態の早期安定化に向けて、診療密度が特に高い医療を提供する機能
急性期機能	急性期の患者に対し、状態の早期安定化に向けて、医療を提供する機能
回復期機能	急性期を経過した患者の在宅復帰に向けた医療やリハビリテーションを提供する機能 特に、急性期を経過した脳血管疾患や大腿骨頚部骨折等の患者に対し、ADLの向上や在宅復帰を目的としたリハビリテーションを集中的に提供する機能（回復期リハビリテーション）
慢性期機能	長期にわたり療養が必要な患者を入院させる機能 長期にわたり療養が必要な重度の障がい者（重度の意識障がい者を含む）、筋ジストロフィー患者又は難病患者等を入院させる機能

出典：厚生労働省ホームページ

いくことによって、今後の制度改正や診療報酬制度に反映させていくことが予測されています。

6. 保健・医療・介護・福祉各専門職

　人間の生命に直接関わる分野である保健・医療・福祉の各研究は世界各国で大変熱心に行われており、臨床現場においても次々と新しい知見が積み重ねられてきており、それに伴い各医療関係職種も増加し、専門分化してきました。近年では、最善の治療やケア（ベスト・プラクティス）を目指し、様々なチームによるアプローチが行われてきています。

　医師や歯科医師、薬剤師、保健師、助産師、看護師、准看護師の他、診療放射線技師、臨床検査技師、管理栄養士、理学療法士、作業療法士、言語聴覚士、臨床工学技士、歯科衛生士、歯科技工士、義肢装具士、救急救命士、あん摩マッサージ指圧師、はり師、きゅう師、柔道整復師、社会福祉士、精神保健福祉士、介護福祉士など多くの職種に対し根拠法があり、厚生労働大臣や都道府県知事による免許付与となっており、国家による資格取得により高い専門性と倫理性を発揮し

て保健・医療・介護・福祉各サービスを提供しています。

（1）医師・歯科医師

　患者の病気に関して、最も知識と技術を兼ね備えている専門職が医師や歯科医師であり、患者の命に直接的に作用する様々な決断を下す重要な役目を担っています。昨今のチーム医療においてもリーダーとして、患者のアウトカムが最善になるよう日々臨床現場で活躍しています。

　医師については、2004年より医師としての人格の涵養を図り、プライマリ・ケアへの理解を深め、患者を全人的に診ることができる基本的診療能力を修得し、研修に専念できる環境を整備することを基本的考え方とした、新医師臨床研修制度が開始されています。この制度により、大学医学部を卒業後、医師国家試験に合格したのち、すべての医師は、臨床研修病院において、2年以上の卒後臨床研修を受けることが義務づけられました。

　医師に関しては、医師法により様々な規定がなされています。診療に従事する医師は、診察・治療の求めがあった場合には、正当な理由がなければこれを拒むことができない応招義務があり、また医師は、患者に対し治療上薬剤を調剤して投与する必要があると認めた場合には、患者または看護にあたっている者に対して原則として処方箋を交付しなければならない処方箋の交付義務があります。また、医師は診療をしたときは、遅滞なく診療に関する事項を診療録（カルテ）に記載しなければならない義務等があり、これはすべて医師法に定められています。

　歯科医師については、歯科医師法に様々なルールが定められています。歯科医師についても、医師同様、卒後臨床研修が義務化されており、診療に従事しようとする歯科医師は、免許を受けたのちも、1年以上の卒後臨床研修が求められています。このように診療の質を保つために臨床研修の充実がなされています。

　表5は、わが国の医師が医療施設において、どのような診療科を専門としているかについての一覧です。各診療科の実数、男女比および平均年齢が示されていますが、わが国における診療科による特徴が表われています。内科系が多い傾向が見られますが、患者のニーズも当然高い診療科でありニーズとマッチしている

表5　主たる診療科名別にみた医療施設に従事する医師の状況

	実数（人）	構成割合（%）			平均年齢（歳）
		総数	男	女	
医療施設の従事者	296 845	100.0	100.0	100.0	49.3
（従事する診療科）					
内科	61317	20.7	21.8	16.0	57.6
呼吸器内科	5555	1.9	1.9	1.8	43.7
循環器内科	11992	4.0	4.5	2.3	45.1
消化器内科（胃腸内科）	13805	4.7	5.0	3.4	45.9
腎臓内科	3929	1.3	1.2	1.8	42.8
神経内科	4657	1.6	1.5	1.7	45.4
糖尿病内科（代謝内科）	4446	1.5	1.2	2.5	44.1
血液内科	2534	0.9	08	0.9	43.1
皮膚科	8850	3.0	2.0	6.7	50.2
アレルギー科	185	0.1	0.1	0.1	53.8
リウマチ科	1422	0.5	0.5	0.5	43.9
感染症内科	443	0.1	0.2	0.1	42.4
小児科	16758	5.6	4.7	9.5	49.8
精神科	15187	5.1	5.0	5.5	51.1
心療内科	903	0.3	0.3	0.4	54.5
外科	15383	5.2	6.1	1.4	52.2
呼吸器外科	1772	0.6	0.7	0.2	44.3
心臓血管外科	3048	1.0	1.2	0.3	45.0
乳腺外科	1622	0.5	0.4	0.9	46.7
気管食道外科	79	0.0	0.0	0.0	43.4
消化器外科（胃腸外科）	4934	1.7	2.0	0.5	45.8
泌尿器科	6837	2.3	2.7	0.6	48.9

と思われますが、診療科によっては、かなり少数の科とやや多めの科があること
が見受けられます。救急科においては、どの地域においても均等に一定の救急医
療へのアクセスと標準を考えた場合、十分ではないように見受けられます。外科
と精神科の医師数がほぼ同数となっていますが、認知症患者を含め、精神的な疾
患を抱える患者が今後も増加することが予測されます。医師は自らの診療科の標
榜を自由にすることができ、専門性に関する研修を経て、キャリアを積み重ねて
いくことになりますが、実際の患者のニーズと医師の専門性に関するキャリアと
十分にマッチしているかについては今後検証が必要かと思われます。また、診療
科によって平均年齢にもかなり開きがあることが表から見受けられます。また、
性差も見受けられます。産婦人科や小児科に女性が多い他、皮膚科や眼科にも女

2014 年 12 月 31 日現在

肛門外科	432	0.1	0.2	0.0	57.6
脳神経外科	7147	2.4	2.9	0.6	48.9
整形外科	20996	7.1	8.5	1.6	50.6
形成外科	2377	0.8	0.7	1.1	42.9
美容外科	497	0.2	0.2	0.2	45.6
眼科	12938	4.4	3.4	8.1	51.1
耳鼻いんこう科	9211	3.1	3.1	3.1	51.9
小児外科	773	0.3	0.3	0.2	44.2
産婦人科	10575	3.6	3.0	5.8	50.3
産科	510	0.2	0.1	0.3	45.5
婦人科	1803	0.6	0.5	1.0	56.5
リハビリテーション科	2301	0.8	0.8	0.9	53.3
放射線科	6169	2.1	2.0	2.4	45.4
麻酔科	8625	2.9	2.3	5.4	43.5
病理診断科	1766	0.6	0.6	0.8	49.2
臨床検査科	555	0.2	0.2	0.2	55.6
救急科	3011	1.0	1.1	0.6	40.7
臨床研修医	15340	5.2	4.4	8.3	27.9
全科	179	0.1	0.1	0.0	50.1
その他	4640	1.6	1.5	1.9	49.4
不詳	1342	0.5	0.5	0.3	56.1

出典：厚生労働統計協会　国民衛生の動向　Vol.63, No.9, 2016

性が多くなっている傾向となっています。このことは病院勤務医と開業医の関係
や、診療科による業務の性質なども関係していると思われます。医師個人の専門
性を高めることと、社会における医療サービス供給とが上手に合うような工夫が
今後は必要かも知れません。

(2) 薬剤師および臨床工学技士

　薬剤の進歩は目覚ましく、多くの病気を克服する手助けをしてきました。世界
中で新薬の研究がなされ、多種多様な薬剤が病院をはじめとする医療機関では使
用されています。残念ながら医療現場においては、処方ミスや点滴ミスなど薬
剤による医療事故も多く報告されており、安全で安心な薬物の使用が患者の命に

第5章　ヘルスケアシステムとプロフェッション

とって大変重要となっています。薬の専門家である薬剤師の活躍が期待されており、2006年度より薬剤師法の改正が行われ、薬剤師国家試験受験のためには、それまでの4年制から6年の修行年数を必要とするようになりました。

一方、臨床工学技士は、近年の医療機器の目覚ましい進歩により増加する医療機器を扱う専門家として、1987年に臨床工学技士法により誕生した専門職です。医師の指示のもとに、人工透析装置や人工心肺装置、人工呼吸装置などの、人の呼吸・循環または代謝の機能の一部を代替し、または補助することを目的とされている装置である生命維持管理装置の操作や保守点検を行うことを業務としており、患者の命に直接関わる大変重要な医療機器の安全の確保の重要な担い手となっています。

近年の医療現場においては、医薬品や医療機器が大変多くなっており、増加する薬剤数や医療機器に対応するため、薬事法も2013年に大改正がなされ、名称が「医薬品、医療機器等の品質、有効性及び安全性の確保等に関する法律（医薬品医療機器法）」に変更されました。医療機器は、医薬品と同様に人の疾病の予防、診断、治療に用いられ、その有効性、安全性の確保が国民の健康に大きく影響するため、それまで医薬品と同じ条文で医薬品に準ずる規制が行われてきましたが、医療機器の特性に沿った規制とすることが必要であることから、今後の発展が期待される再生医療等製品の製造販売等も含め新たに規制されることとなりました。

（3）保健師・助産師・看護師等

看護職は、患者のケアにとっては最も重要な職種であり、資質の向上を目指し、保健師助産師看護師法が1948年に制定されました。各職種の定義は以下の通りです。

保健師：保健師とは、厚生労働大臣の免許を受けて、保健師の名称を用いて保
　　　健指導に従事することを業とする者をいう。
助産師：助産師とは、厚生労働大臣の免許を受けて、助産または妊婦・褥婦も

しくは新生児の保健指導を行うことを業とする女子をいう（現在、男性助産
師は認められていない）。

看護師：看護師とは、厚生労働大臣の免許を受けて、傷病者や褥婦に対する療
養上の世話または診療の補助を行うことを業とする者をいう。療養上の世話
とは、療養中の患者または褥婦に対して、その症状に応じて行う医学的知識
および技術を必要とする世話をいい、診療の補助とは、医師または歯科医師
が患者を診断治療する際に行う補助行為をいう。

准看護師：都道府県知事の免許を受けて、医師・歯科医師または看護師の指示
を受けて、傷病者もしくは褥婦に対する療養上の世話または診療の補助を行
うことを業とする者をいう。

　近年では保健師や看護師が活躍する場面としては、病院などの施設のみではな
く、在宅における需要が大変高まってきています。訪問看護制度は、1983年に
退院後の寝たきり老人に対する医療サービスとして評価され、1988年に診療報
酬において対象が老人以外にも拡大され、退院患者以外の在宅療養者にも拡大さ
れていきました。さらに、2000年の介護保険法の施行に伴い、訪問看護は居宅サー
ビスの一つとして位置づけられ、在宅の要介護高齢者等に介護保険による給付が
行われるようになりました。また、2012年には、地域包括ケアシステムの構築
に伴い、前述した訪問看護と他のサービスを組み合わせた定期巡回・随時対応型
訪問介護看護などが創設されています。

（4）理学療法士及び作業療法士

　リハビリテーション医療は近年大変重要視されており、患者にとって、一命を
とりとめてからいかに日常生活に戻れるか、社会復帰できるかということもとて
も大切になってきました。病気を発症した後、残された人生の長さは個々の患者
の病状や年齢、その他様々な要因によって異なりますが、QOL（クオリティ・
オブ・ライフ）を重視した医療が求められてきています。身体または精神に障が
いのある人々に対し、理学療法、作業療法、視能訓練、言語訓練、聴能訓練など

第5章　ヘルスケアシステムとプロフェッション　　141

を行う専門職が、3次予防に対する大切な役割を果たしています。以下が理学療法及び作業療法の定義です。

理学療法（physical therapy）：身体に障がいのある者に対し、主としてその基本的動作能力の回復をはかるため、治療体操その他の運動を行わせ、電気刺激・マッサージ・温熱その他の物理的手段を加えることをいう。

作業療法（occupational therapy）：身体または精神に障がいのある者に対し、主としてその応用的動作能力または社会的適応能力の回復をはかるため、手芸・工作その他の作業を行わせることをいう。

その他、両眼視機能に障がいのある者に対して矯正訓練と必要な検査を行うことを業とする視能訓練士や、音声機能、言語機能または聴覚に障がいのある者に対して言語訓練その他の訓練、これに必要な検査、助言、指導その他の援助を行うことを業とする言語聴覚士などが活躍しています。

(5) 社会福祉士、介護福祉士および精神保健福祉士

急速に進む高齢化を視野に、老人や身体障がい者等の福祉に関する相談や介護について、専門的能力を有する人材を養成・確保するために1987年、社会福祉士及び介護福祉士法が制定されました。今日では、益々高齢化が進む中、支援を必要とする人々が増えています。また、精神障がい者の社会復帰に関する相談および援助を行う専門職種の育成・確保を図るため、1997年に新たに精神保健福祉士法が制定されました。以下が各職種の定義です。

社会福祉士：社会福祉士とは、社会福祉士の名称を用いて、専門的知識および技術をもって、身体上または精神上の障がいがあること、または環境上の理由により、日常生活を営むのに支障がある者の福祉に関する相談に応じ、助言、指導、福祉サービスを提供する者または医師その他の保健医療サービスを提供する者その他の関係者との連絡および調整、その他の援助を行うこと

142

を業とする者をいう。

　介護福祉士：介護福祉士とは、介護福祉士の名称を用いて、専門的知識および
　　技術をもって、身体上または精神上の障がいがあることにより日常生活を営
　　むのに支障がある者につき、心身の状況に応じた介護を行い、ならびにその
　　者およびその介護者に対して介護に関する指導を行うことを業とする者をい
　　う。

　介護福祉士に認められている具体的な介護には、①口腔内の喀痰吸引、②鼻腔
内の喀痰吸引、③気管カニューレ内部の喀痰吸引、④胃ろうまたは腸ろうによる
経管栄養、⑤経鼻経管栄養、も含まれています。

　精神保健福祉士：精神保健福祉士とは、精神保健福祉士の名称を用いて、精神
　　障がい者の保健および福祉に関する専門的知識および技術をもって、精神科
　　病院その他の医療施設において精神障がい者の医療を受け、または精神障が
　　い者の社会復帰の促進をはかることを目的とする施設を利用している者の社
　　会復帰に関する相談に応じ、助言、指導、日常生活への適応のために必要な
　　訓練その他の援助を行うこと（相談援助）を業とする者をいう。

　この他、近年では様々な保健医療福祉に携わる専門職が、様々な場面で活躍し
ています。

(6) ケアマネージャー（介護支援専門員）

　今後、地域包括ケアにおいて、重要な役割を果たすケアマネージャー（介護支
援専門員）の、地域において、医療サービスも含め、介護サービスを中心に在宅
および各医療病院間、訪問看護ステーション、診療所や老人保健施設や福祉施設
などの各施設間におけるサービスの調整を図り、生活者でもある要介護者の支援
を行う役割は、認知症高齢者の増加等により、今後益々重要となることが予測さ
れています。具体的には、ケアマネージャーとは、要介護者等が自立した日常生

第5章　ヘルスケアシステムとプロフェッション　143

活を営むのに必要な援助に関する専門的知識や技術を有するものとして、介護支援専門員証の交付を受けたものであり、実務経験があり、介護支援専門員実務研修受講試験に合格後、都道府県知事の登録を受けた者となっています。2006 年よりケアマネージャーの資質の向上を目指し、有効期限が 5 年となり更新制となっています。さらに同じく 2006 年より、主任介護支援専門員が位置づけられ、地域包括支援センターへの配置が義務づけられました。

7. 医療機能と組織

　医学の進歩に伴い、医療現場も日進月歩で変化を遂げてきています。人も機能も細分化され、病院をはじめとする医療機関には、様々な専門職種が患者ケアに当たっており、また様々な検査機器や手術器具、医療材料などが使用されています。病床の規模に応じて、多くの入院患者と外来患者の一人ひとりの安全と安心を確保しながら最適なサービスを提供するためには、組織としての役割と機能が大変重要になってきます。エビデンスに基づく診療や看護ケアの提供には、検査をはじめとする様々なプロセスを経ることが必要であり、患者は、院内外の種々の機能や部門において治療や処置を受けることが多くなってきました。病院は医師である病院長のリーダーシップのもと、各職種がおのおのの機能を提供し、総力を挙げて患者の治療にあたっており、各部門や機能ごとに役割やスタッフが異なっています。

(1) 外来部門と病棟部門

　病院内の機能はまず外来機能と病棟機能に大別され、それぞれが組織内の部門として機能している場合が多くなっています。近年では平均在院日数の短縮や日帰り手術が実施可能となっていること、内視鏡検査や治療、放射線治療や化学療法、透析治療など、大変重要な機能が外来部門において行われるようになってきており、外来診療・看護の役割も益々重要となってきています。外来患者につい

ては、初診患者と再診患者とでは患者の動線が異なっており、また診療科の特性によっても患者の受ける処置などのプロセスがやや異なっているのが現状です。外来部門において患者と接する機会が多いのは、医師や看護師をはじめ、検査部門のスタッフ、受付および会計の事務部門、薬剤部門などが様々なパターンで関わっています。

　病棟とは、病院の大きな特徴でもあり収入源でもあり、入院患者が療養生活を送る部門のことです。1000床規模の病院ということは、満床の場合、毎日1000人の患者が様々な疾患を抱えて痛みや苦しみ、不安と闘っており、病棟中心に昼夜を過ごす間に、検査や手術、点滴や告知などを受けている場でもあります。また残念ながら死亡する患者も、緊急入院する患者もいれば計画入院の患者もいて、退院する患者も毎日大勢おり、患者にとって大切な家族が入れ替わりお見舞いに来る場でもあります。また経管栄養の患者、きちんと普通の食事をとることができる患者、全粥の患者など、治療以外に栄養補給も行われなければならない大切な場でもあります。治療を理解できずに無邪気に走り回る小児の患者や、高齢により足元が不安定で転倒リスクの高い患者、認知症でかつがん患者であり家族の支援が十分でない患者、末期の告知を受けて悲嘆にくれている患者、生活保護を受けており、生活に大きな不安を抱えた状態での療養生活の患者等、実に様々な患者が病棟にはいるのです。これらのことを考えても、患者一人ひとりの属性および入院から退院までのプロセスが異なり、大変複雑であるため、安全にマネジメントすることがとても重要であることがわかります。

　医師は、入院中の患者の治療方針や経過などについてすべての決定権と責任を負いますが、患者の入院している病棟において24時間患者の療養上の世話を行っているのが看護職であり、服薬や点滴、そして睡眠中や食事中などを含む患者の命を預かっているのが看護職であることから、看護職は医師とチームで病棟を理解することが求められている職種と言えます。交代制により、看護ケアの質を保ちながら、医師や薬剤師、理学療法士や管理栄養士などとの連携を密に行いながら、快適で安心で安全な療養生活を送ることができるよう、患者の生命力が最大限引き出せるよう、看護の専門性を活かして看護ケアを提供することが看護職の業務と言えます。患者の転倒・転落や点滴の自己抜去、徘徊などについては、24

第5章　ヘルスケアシステムとプロフェッション　145

時間体制で看護師が中心となり、病棟をマネジメントし患者の安全を守っています。

（2）検査部門および医用画像・放射線部門など

　現代の医療においては、根拠に基づく医療（Evidence- based Medicine）が重要とされており、確定診断や病名告知、経過観察、手術の有無の決定など様々な医療従事者の意思決定にはエビデンスが欠かせなくなってきています。そのため検査部門や医用画像診断部門が益々重要な役割を果たすようになってきているのです。臨床検査部門では、臨床検査技師や衛生検査技師等により検体検査、生理学的検査等が行われ、病理部門では、病理医などにより病理組織の検査や細胞診および、術中迅速診断などが行われています。さらに輸血部門では、輸血関連の検査や治療、血液製剤の管理、輸血情報の管理などが行われています。

　検体検査は、尿や糞便、血液など患者の人体から排出・採取された検体を機器や試薬を用いて調べる検査であり、具体的には、①尿・便などの一般検査、②血液検査、③生化学検査、④免疫検査、⑤微生物検査、⑥病理・細胞診検査、⑦輸血検査、⑧その他（染色体、DNA など）があります。生体検査とは、患者の体そのものを対象に行う生体の生理機能の検査であり、生理検査ともいいます。具体的には、MRI（医用画像）、心音図検査、超音波検査、毛細血管抵抗検査、経皮的血液ガス分圧検査、基礎代謝検査、重心動揺検査、心電図検査、呼吸機能検査、脳波検査、眼底写真検査、筋電図検査、眼振電図検査、聴力検査、内視鏡検査などがあります。検査機器によっては、大型で高額な場合も多くなっています。

　医用画像システムにかかわる部門は、前述の検査部門及び放射線部門がありますが、院内には他にも救急医療部門や手術室など画像の発生する場所が多数存在しています。院内には、文字情報のみならず実際の身体に関する画像情報が多くなってきているのが近年の特徴と言えます。放射線部門（放射線科）で主に使用される診断機器には、CT 装置（Computed Tomography：コンピュータ断層撮影）、MRI 装置（Magnetic Resonance Imaging ：磁気共鳴イメージング）、Angio 装置（X-Ray Angiography　X 線血管撮影）などがあります。検査部門（検査科）などで使用さ

れる診断機器には、超音波診断装置（US：Ultrasonography）や内視鏡装置（ES：Endoscopy）などがあります。

（3）手術・集中治療部門

　手術部門や集中治療部門は中央で管理されていることが多く、中央診療部門の一つとされ、院内全体の様々な診療科が横断的に関わり、協力しています。手術部門に関わるスタッフとしては、外科医の他、麻酔科医、手術室担当看護師、臨床工学技士、薬剤師などです。

　集中治療部門には集中治療室（ICU：Intensive Care Unit）、新生児集中治療室（NICU：Neonatal Intensive Care Unit）、冠疾患治療室（CCU：Coronary Care Unit）、母体・胎児集中治療室（MFICU：Maternal Fetal Intensive Care Unit）、高度治療室（ハイケアユニット）（HCU：High Care Unit）などがあり、それぞれの機能に応じた集中的治療を必要とする重症患者のケアを医師や看護師中心に行っています。この他、救急部門においては、救急車による患者受け入れや、ウォークインで来院する外来患者の受け入れなどを行っており、ここでも医師や看護師が中心に活躍しています。

　その他、院内には薬剤部門やリハビリテーション部門、栄養部門、物流部門、地域医療連携部門などがあり、それぞれの機能に応じた役割を果たしています。

8．チーム医療の実践と診療の質の重要性

　昨今、医師や看護師の他、様々な研究成果や進歩に伴い、専門職として多くの保健・医療・介護・福祉従事者が誕生しており、患者にとって最大限の効果が期待できるよう、チームによるアプローチが行われるようになってきました。様々な医療チームが医療現場で活躍しており、多くの医療チームにより患者のケアが行われています。今後は、各専門職種が専門性を発揮しながら、患者に対するケアのアウトカムの向上を目指し、積極的にチーム医療の実践が行われることが期

待されます。以下の各チームの活用に対しては、すでに診療報酬において加算対象となっており、各医療機関において活躍しています。

（1）精神科リエゾンチーム

一般病棟におけるせん妄や抑うつといった精神科医療のニーズの高まりを踏まえ、チームで診療に当たることを評価しています。具体的な算定対象患者は、せん妄や抑うつを有する患者、精神疾患を有する患者、自殺企図で入院した患者であり、当該患者に対して精神科医療に係る専門的知識を有した精神科リエゾンチームによる診療が行われます。チームメンバーは、精神科医、専門性の高い看護師、薬剤師、作業療法士、精神保健福祉士、臨床心理技術者等多職種構成となっています。

（2）栄養サポートチーム

栄養障害の状態にある患者や栄養管理をしなければ栄養障害の状態になることが見込まれる患者に対し、患者の生活の質の向上、原疾患の治癒促進及び感染症等の合併症予防等を目的として、栄養管理に係る専門的知識を有した多職種からなるチームでの診療が評価されています。主な栄養サポートチームメンバーは、医師、看護師、薬剤師、管理栄養士などとなっています。

この他、院内には、褥瘡対策チーム、感染対策チーム、緩和ケアチーム、摂食・嚥下対策チーム等の各チームが病棟横断的に患者の治療に当たっており、患者の治療がベストな結果となるよう一生懸命取り組んでいます。

（3）診療の質の重要性

現代の医療はチームによるアプローチで、より最善の治療効果を目指すものになってきていますが、チームのリーダーは間違いなく医師であり、患者の治療に

関する最終責任者も医師であることには変わりはありません。また患者や家族にとっても、親切な看護師や熱心な理学療法士が手厚くサポートしてくれていても、患者の命を直接左右する多くの要因は、医師による治療計画や診療技術、医師が処方する薬であることは間違いありません。患者の死亡宣告を行うのも医師であり、医師の宣告時刻をもって、人間の一生が終わることを考えると、診療の質は、医療において最も重要なことが理解できます。

　診療の質の高さに影響を及ぼす要因は様々ありますが、医師も一人の人間であり、幼少時代を経て成長し、成人になることを考えると、教育のあり方が重要であることが見えてきます。幼い頃より、家族に医療関係者がいるため自然に医師を目指す人もいれば、自身の家族の病気や愛する者との死別経験を通し、医学に目覚める人もいるでしょう。いずれにしても他の分野で活躍する子供達と同様、医師も、通常の義務教育を経てから、高校に進学し、大学医学部を目指し合格し、小宇宙とも言われる人体の神秘に触れながら人間理解を深め、最新の医学の知見を学び、テクノロジーの急速な進歩による恩恵も実感しながら、医師国家試験に合格し、医療の専門家として患者の命を預かる仕事につくプロセスを辿ります。このことを考えると、医師の倫理観や患者に対する真摯な態度や愛、論理的思考能力や自己研鑽の姿勢などは、突然形成されるものではないことがわかります。すなわち、診療の質の向上には教育のあり方は大変重要なのです。

① 診療の質評価の開始

　患者にとって最も重要なのは、病院の設備や売店などのアメニティだけではなく、医師の正確な診断や技術であり、病気が治る、手術が成功する、症状が回復するなどであるはずです。すなわち患者にとって医療の質という場合、最も重要なのは診療の質とも言えるのです。わが国では、2000年に医師法等の一部改正が行われ、医療従事者の資質の向上を目指し、医師および歯科医師臨床研修に関し、卒後における臨床研修が義務化され、医師については2004年4月に施行、歯科医師については2006年4月に施行されました。臨床研修の基本理念は、医師が医師としての人格をかん養し、将来専門とする分野にかかわらず、医学及び医療の果たすべき社会的役割を認識しつつ、一般的な診療において頻繁に関わる

表6　自己評価調査票　評価項目（大項目）October 2017

Pg.1　臨床研修病院としての役割と理念・基本方針
Pg.2　臨床研修病院としての研修体制の確立
Pg.3　臨床研修病院としての教育研修環境の整備
Pg.4　研修医の採用・修了と組織的位置付け
Pg.5　研修プログラムの確立
Pg.6　研修医の評価
Pg.7　研修医の指導体制の確立
Pg.8　修了後の進路

出典：卒後臨床研修評価機構ホームページ

負傷または疾病に適切に対応できるよう、プライマリ・ケアの基本的な診療能力（態度・技能・知識）を身に付けることのできるものでなければならないとしており、厚生労働省から認可された臨床研修病院において2年間の臨床研修が義務とされました。

　このことに伴い、医師が臨床研修を行っている臨床研修病院において、研修プログラムに基づき、臨床研修管理委員会のもと、指導医が中心となり、適切な質の高い臨床能力を備えた医師を育成するための臨床研修が適切に実施されているかについて、卒後臨床研修評価機構（JCEP http://www.jce-pct.jp）により第三者評価が開始されています。表6は、卒後臨床研修評価機構による、臨床研修病院評価項目です。実際の患者に対する診療経験を通して、安全を確保しながら、優れた臨床能力を習得できるよう、病院全体として取り組むべき項目となっています。

　また、　医師法の改正内容は以下の通りとなっています。

【2000年　医師法の一部改正　第16条の2、3】
　診療に従事しようとする医師は、2年以上、医学を履修する課程を置く大学に附属する病院又は厚生労働大臣の指定する病院において臨床研修を受け

なければならない。

　臨床研修を受けている医師は、臨床研修に専念し、その資質の向上を図るように努めなければならない。

　研修医を病院で育てるために、臨床研修病院が国によって認められた研修プログラムに沿って、患者の安全を確保しながら臨床研修を実施しているかを第三者の視点により公平・公正に評価する重要な役目を果たしている卒後臨床研修評価機構の目的と事業内容は以下の通りとなっており、2018年2月1日現在232病院が認定されています。具体的な評価手順としては、「書面調査」と「訪問調査」により実施されています。今後も診療の質の向上を目指し、多くの病院が受審することが期待されています。

　目的：当機構は、国民に対する医療の質の改善と向上をめざすため、臨床研修病院における研修プログラムの評価や人材育成を行い、公益の増進に寄与することを目的とする。
　事業内容：(1) 臨床研修病院の研修プログラムに関する基準の策定・公表及び評価事業
　　　　　　(2) 臨床研修病院の研修プログラムに関する人材育成事業
　　　　　　(3) 臨床研修病院の研修プログラムに関する研究開発事業
　　　　　　(4) 卒後臨床研修に関する情報収集及び情報提供事業

第6章 隠れたヘルスケアシステム
(Hidden Healthcare System)

　医療を取り巻く歴史は大変古く、古代インド医学であるアーユルヴェーダや中国伝統医学などについても、一部今日まで継承されてきており、見直されつつあります。現在の保健医療制度においては主流ではありませんが、様々な形で私達の生活において活用されている療法や考え方があります。生活習慣病などの増加に伴い、予防の視点がより重要視されるようになった今日、西洋医学を中心とする近代医学のみではなく、長い歴史を持つ中国医学等の伝統医学の見直しがアメリカやヨーロッパを中心に盛んになってきています。伝統医学の中には、今日の医学の進歩によって科学的ではないとされる内容も多々含まれていますが、参考になる考え方や健康や病気に対する重要なアプローチも含まれているのです。ここでは主なものについて紹介していきます。

1．中国伝統医学

　中国伝統医学は約5000年前の神話に遡ることができ、2人の偉大な皇帝（黄帝と炎帝）がおり、黄帝は人々に絹を織る方法や音律、武術を教えたと同時に、『黄帝内経素問（内経）』を著し、医学の知識を普及させたとされています。『内経』は、中国伝統医学の理論の基礎とされ、現在まで継承されており、また、炎帝は5つの穀物（キビ、ライ麦、ゴマ、2種類の小麦）を栽培し農業をもたらし、農業の神を意味する神農と称されました。神農は、中国で最初の薬草の解説書である『神農本草経』の著者でもあるとされています。『神農本草経』には365種類の生薬が掲載され、現代においても様々な漢方薬に含まれています。中国伝統医学にお

ける生薬には、植物である薬草の他に貝殻、昆虫、キノコ、鉱物、動物の体の一部なども含まれます。

　中国伝統医学においては、病気の要因は外的要因と内的要因に分けられるとしており、外的要因には、「六淫（風、寒、熱、湿、燥、火）」があるとされています。これらの外因が身体の内的バランスを崩し、健康を阻害するとされています。また、病気の内的要因は、「七情（喜、怒、悲、思、恐、憂、驚）」による感情の乱れであるとされています。日常生活において感情は周囲の出来事に対する正常な反応でありますが、これらの7つの情のいずれかが極度に強まった場合やまったく失われた場合、病気を引き起こすと考えられています。病気の外的要因と内的要因に対する考え方は、現代でも十分に当てはまると思われます。

　さらに中国伝統医学は、「陰陽五行説」という哲学理論を基本としています。古代中国人は、太陽と月をはじめ宇宙のあらゆるものと現象は「陰」と「陽」に分けられ、この「陰」と「陽」は相互に対立しつつ、また相互に依存する関係にあると考えていました。中国伝統医学では、人体にも陰陽があり、両者がバランスを保っている限り、健康状態にあると考え、このバランスが崩れた状態が「未病」の状態、そして崩れたバランスを回復できなくなったときが「発病」と考えられています。

　五行学説は、五臓（肝・心・脾・肺・腎）と五腑（胆・小腸・胃・大腸・膀胱）に三焦を足して五臓六腑としており、さらに心包を加えた十二臓腑が「経絡」によって結びついているとされています。「経絡」は残念ながら現代のテクノロジーでは証明できませんが、鍼灸などでは「経絡」に沿って治療が行われています。「五臓六腑にしみわたる」といった言葉は日常的に使用されていますが、もともと中国医学の言葉です。

　また、中国伝統医学に基づく食事の考え方は、身体のエネルギーのバランスを整え、健康状態を改善するものととらえられています。食物は五味（辛、甘、酸、苦、塩辛い）の5つの味に分類されるとしており、季節にあった食物を食べることで環境と一体化できるとされています。よく耳にする生命エネルギーである「気」は、両親から受け継いで生まれ持った「元気」と、吸い込んだ空気から得る「空気」と、食べた食物から得る「穀気」で構成されるとしていますが、このことに

より、食物が生命エネルギーに必要不可欠であることがわかります。

これらの中国の伝統的な諸理論の中には現代では実証できないことも多くありますが、大変参考になる考え方がたくさん含まれています。健康を保持・増進するためには、心身におけるバランスを保つことが何よりも大切であり、自然との関わりの中で、感情をコントロールし、自然界の恵みである食物を体内に適切に取り込むことが大切であることについては、現代においても異論はないと思われます。

２．アーユルヴェーダ

次に、インド・スリランカ地域発祥の伝統医学であるアーユルヴェーダについてご紹介したいと思います。アーユルヴェーダ（Ayurveda）は、サンスクリット語のアーユス（ayuh ／生命：life）とヴェーダ（veda ／知識：knowledge）を組み合わせた語であり、「生命科学（Science of life）」に関する学問として知られています。約 5000 年の歴史をもつと言われていますが、紀元前 2000 年（2000 B.C.）にインドにおいて医学に植物を用いたことに関する最も古い記録であるリグヴェーダ（Rigveda）が残されており、さらに、紀元前 1500 年から 1000 年（1500-1000）に作成されたアタルヴァ・ヴェーダ（Atharvaveda）では、より多くの植物について記述され、基本的な概念についてまとめられています。チャラカ・サンヒターとサスルタ・サンヒター（Charaka Samhita and Sushruta Samhita）がアーユルヴェーダの基本的な経典であると言われています。

チャラカ・サンヒターには、「生命（アーユス）とは、肉体（シャリーラ）、感覚機能（インドリヤ）、精神（サットヴァ）、真我（アートマン）の結合したものである」と示されています。さらに人間にとって２つの世界（この世とあの世）において有益な学問がアーユルヴェーダであるといっています。つまり、アーユルヴェーダとは、生と死の観点から生命を考察し、どうすれば幸福で有益な長寿を全うできるかを説いた壮大な医学哲学体系であると言えます。

また、アーユルヴェーダでは、人間の身体の基本的構成要素は、３つの要素で

第６章　隠れたヘルスケアシステム　155

あるトリドーシャ（tridoshas）：ヴァータ（vata）、ピッタ（pitta）、カパ（kapha）であり、これらが心身の健康を維持しているとされています。神経システムはヴァータ（vata）によって支配され、熱調節や内分泌／外分泌腺についてはピッタ（pitta）によって、そして筋骨格や筋肉運動はカパ（kapha）によって制御されているとされます。ドーシャは、正常な状態では生命を維持し健康を守るエネルギーですが、バランスを崩すと病気を引き起こすとされています。

　更に、アーユルヴェーダでは、病気の根本原因は、「知性の誤り（プラギャパラーダ）」であるとしています。知性の誤りとは、①理解力の欠如、②忍耐力の欠如、③記憶力の欠如の３つに分類されるとしています。①理解力の欠如とは、健康のために有益かどうかを識別する能力の欠如、②忍耐力の欠如とは、有害な対象に対して、五感を制御できる能力の欠如に相当する、③記憶力の欠如とは、今仮に健康にとって何が悪いかが理解できたとしても、そのことを忘れてしまうことである、としています。さらにこのような知性の誤りを正す具体的な方法の一つとして、ヨーガがあるとされています。

　ヨーガについてはすでに紹介していますが、ヨーガ（yoga）は、アーユルヴェーダと同じく古代インド発祥であり、インド伝統思想から生み出された心身の健康法の一つであり、現在でも世界中の人々が取り入れており、日本においても大変人気があります。自らの感覚器官を制御することにより心身を鍛錬し、精神を集中させることを通じて、日常的な心の作用を落ち着かせることが可能となります。自然と一体となり、健康でより幸せな毎日を送れるよう、日々の生活の中にヨーガを取り入れることを様々な産業も推奨しており、ヨーガが一般社会に浸透してきています。

　このようにアーユルヴェーダ理論について概観してみると、約5000年という永きに渡って人々に取り入れられ、伝承されてきた内容は、現代においても十分に参考になりうる情報の宝庫であると思われます。中国伝統医学と同様、一部エビデンス不足や誤った療法も含まれていますが、人間の心身に関する基本的な重要理論は、現代まで、そして未来までも続いていくことが予測されます。地球最古の医学の発祥の地である中国とインドが、現在では地球上の人口数の１位と２位となっており、歴史の重さを感じます。

156

健康の保持・増進並びに病気に対するセルフケア能力の向上には、ヨーガが有効な方法であることが広く普及し、多くの人々が実践し始めていますが、是非この壮大なアーユルヴェーダの理論を十分に理解した上で、取り入れていただきたいと思います。

3．ユナニ医学

　これまで取り上げてきた中国伝統医学およびアーユルヴェーダと合わせて世界三大伝統医学と呼ばれているユナニ医学（Unani Medicine）について、ご紹介したいと思います。ユナニ医学は、残念ながら日本においては、中国伝統医学やアーユルヴェーダほど知名度はなく、日本に与えた影響は極めて少なかったと思われます。

　ユナニ医学はアラブ・イスラムの伝統医学ですが、起源はギリシャ医学であり、古代ギリシャ医学の祖であるヒポクラティス（Hippocrates）、そしてローマ時代の医師であるガレン（Galen）らが提唱した原理に基づいています。さらにユナニ医学は、ギリシャ医学が、中世のアラビアにおいて、インドのアーユルヴェーダやペルシャの医学、そしてイスラム教と統合されながら、国々により独自の発展を遂げてきたとされています。

　ラテン語でアヴィセンナ（Avicenna）としても知られているイブン・シーナ（Ibn Sina AD.980-1037 年）は、『医学典範（The Canon of Medicine）』など数多くの書物を著し、ユナニ医学を確立したペルシャ人です。医学ばかりでなく、哲学、天文学、法学、神学などにも造詣が深かったとされており、ヨーロッパ医学に大きな影響を与え、彼の著書『医学典範』は、ヨーロッパの医学校で 17 世紀に至るまで教科書として使用されていました。

　『医学典範』は、全5巻から構成され、第1巻：概論：人体の機能と組織、健康と病気、摂生と治療など医学上の一般原理、第2巻：単純薬物、第3巻：頭より足に至る肢体に生じる病気、第4巻：肢体の一部に限定されない病気、第5巻：合成薬物となっています。さらに第1巻は、①医学の定義と主題、②健康と病気、

第6章　隠れたヘルスケアシステム　157

③健康の維持、④病気の治療に分けられ、このうち③健康の維持については、小児、成人、老人に分けて摂生法や養生法、気候の影響などについても書かれています。この他哲学については、アリストテレスを師とし、膨大な百科事典的な『治癒の書』を完成させ、また『医学典範』の内容を詩の形にまとめた『医学詩集』は広く親しまれました。

さらに、イブン・シーナは、ローズ油の水蒸気蒸留法を完成させたことでも有名であり、ハーブから精油を取り出す技法である蒸留法の発見者であるとされています。この発見は、後に確立されたアロマセラピーに寄与したと言われており、今日日本においても積極的に取り入れられてきているアロマセラピーに繋がっていることがわかります。

ユナニ医学においては、健康に影響を与える6つの要因（al-umoor al-tabiyah）が示されています。①排せつと摂生、②精神活動とリラックス、③肉体活動と休息、④眠りと目覚め、⑤食物と水、⑥気候、の6要因ですが、現代においても全くもって通じる考え方であることがわかります。1000年以上前に提唱された理論ですが、これらの6要因はどれもが人々の健康に影響を与えると思われます。加えて、『医学典範』の薬草についての記述は、古代ローマ皇帝ネロの下で軍医として仕えた外科医ディオスコリデス（Dioscorides）の本草書『薬物誌（マテリア・メディカ　Materia Medica）』を基にしているとされ、約811種の生薬が記載されています。ディオスコリデスは、薬理学と薬草学の父とも言われ、ガレンが自身の著書で、『薬物誌（マテリア・メディカ　Materia Medica）』は最も完全な本草書と称賛しているほどです。ヒポクラティス、ガレンらの文献と同様に、ディオスコリデスの本草書もユナニ医学に大きな影響を与えたとされます。

以上のように、伝統医学の変遷を辿ってみると、時代とともに医師や研究者により、ギリシャ医学やインド医学、アラブ・イスラム医学のそれぞれが相互に影響し合い、交錯し、積み重ねられてきたことが伺えます。今日、私達が健康の保持・増進のために行っていることは、何千年もの歳月をかけて世界中で研究や実践が積み重ねられてきた知見であること、そしてまた、時代が変わっても共通して脈々と受け継がれてきていることがあることを忘れてはならないと思われます。

4.『養生訓』

『養生訓』という言葉を聞いたことはないでしょうか。江戸時代の儒学者貝原益軒が83歳で執筆し、その翌年1713年に、「ひと」としての生き方について書かれた書物として広く世間に普及し今日まで伝えられているものです。今から約300年前のものでありながら、時代の相違と変遷を越えて今日に至るまで多く引用されている素晴らしい教えです。

養生という言葉の意味は字の通り、「生を養う」ことであり、人間の心身の状態を整え、健康を増進することです。中国老荘思想に基づく考え方であり、我が国にも伝わり『養生訓』が誕生しました。

平均寿命が現代ほど長くはない時代に自身が84歳まで生きたという事実も踏まえ、自らの豊富な人生経験に基づき書き綴られた書であり、多くの人々に読み継がれています。一部現代医学においては受入れづらい面も含まれていますが、『養生訓』が身体の養生のみならず「こころの養生」も説いているところに注目する必要があり、現代における心身両面における健康の重要性の考えと全く合致しています。

本書は全8巻で構成されています（第一巻：総論上、第二巻：総論下、第三巻：飲食上、第四巻：飲食下、第五巻：五官、第六巻：病を慎む、第七巻：用薬、第八巻：養老）。総論上巻では、人間の尊厳性、養生の心がけ、若いときからの養生、内なる欲望と邪気、七情を慎む、天寿と養生の術、命の長短は養生次第、心気を養う養生術、養生を害するもの、心の静と身体の働、薬・鍼灸よりも予防を、養生の道を守る、身体と運動、元気をたもつ法、人生の三楽、養生術の習得、睡眠と養生、少しの不養生と病気、天寿の全うは養生から、心と主体性、我慢と養生、予防と養生、とどこおりと病気、偏しないことが養生法、など実に多岐に渡っています。

いずれも今日の健康の保持・増進にも役立つことが多く書かれています。また、できるだけ病気にならないように予防することが最も重要であることについても論じられています。

第6章　隠れたヘルスケアシステム　159

以下は、その他の巻に書かれている具体的な内容の一部です。

○楽しみは養生の根本（第二巻：総論下）―楽しみは人間の生来にある天性（天地の生理）であろう。それを楽しまないで天地の理にそむくわけにはいかない。たえず養生の道に従った欲を自制して楽しみを失ってはならない。楽しみを失わないことは養生の根本である。

○心の養生と身体の養生（第二巻：総論下）―心を静かにして落ちつけ、怒りを抑えて欲を少なくし、いつも楽しんで心配をしない。これが養生の術であって、心を守る道でもある。

○あせらず自然に（第六巻：病気を慎む）―病気を早くなおしたいと思って急ぐと、かえって逆効果になって病気を重くする。養生は怠らずつづけて、性急に回復することを望まず、自然にまかせるがよい。万事、よりよくしようとするとかえってわるくなるものである。

○香の効用（第七巻：用薬）―いろいろな香が鼻を養うことは、五味が口を養うことと同情である。諸香は、これをかぐと正気を助け、邪気をはらい、悪臭を消し、けがれを取り除いて神明に通じる。ひまがあれば、静かな部屋に坐って、香をたいて黙坐するのは、雅趣を増して心を養うであろう。

○日々を楽しむ（第八巻：養老）―自分が不幸で裕福ではなく、しかもひとが我儘で道理に従わなくても、浮世の習いはこうしたものだと思って、天命として憂い悩んではいけない。つねに楽しんで日を送るのがよい。ひとを恨んだり、怒ったり、体を憂い嘆いて心を苦しめ、楽しまないで、はかなく年月を過ごすことは惜しい。このように惜しむべき大切な年月を、一日も楽しまないで空しく過ごしてしまっては愚かというほかはない。

　現代における笑い療法や芳香療法などと言われる各療法にほぼ同一の考え方であり、また自然に身をまかせいかなる時にも人生を楽しむことは、ストレス社会の今の時代においては大変有益で重要であると思われます。最新のテクノロジーや医療環境が整っていない時代でも、人生80年を生き抜くために習得した養生の考え方は、21世紀を生きる私達にとっても取り入れる必要のあることと思わ

れます。

5．世界有数の温泉大国日本

　日本の温泉は "ONSEN" と呼ばれるように今日世界的にも有名となってきました。日本人は風呂好きであり、日常生活における家での入浴においても浴槽による市販の入浴剤の使用などにより一日の心身の疲れをとる習慣があり、ストレス解消や疲労回復に多くの人々が入浴を活用しています。

　2015 年現在の温泉地数は 3,084、源泉総数は 27,201 であり、温泉の効能等は異なっているものの全国に散らばっています（観光庁データ）。更に年度延宿泊利用人員は、2015 年 132,064,036 人であり、前年度 127,974,837 人に比べ増加しています（観光庁データ）。この人数は、わが国の総人口以上であり、日本人のほぼ全員が温泉施設に宿泊している計算になります。訪問外国人も増えており、影響していると思われますが、大変風呂好きな日本人と言えるでしょう。

　1948 年に制定された温泉法によると、温泉の定義は、地中から湧出する温水、鉱水及び水蒸気その他のガス（炭化水素を主成分とする天然ガスを除く）と定義されており、温度（温泉源から採取されるときの温度）が摂氏 25 度以上であるとされています。さらに、温水のうち、特に治療の目的に供しうるものである療養泉については、その利用に資する目的で、含有する化学成分に基づいて、①塩類泉（塩化物泉、炭酸水素塩泉、硫酸塩泉等）、②単純温泉、③特殊成分を含む療養泉に大別されます。

　温泉療法の歴史は古く、わが国ではすでに「日本書紀」や「万葉集」に温泉が登場しています。世界的に見ても温泉療法は大変古くから行われており、最も古い医療行為ではないかと言われています。温泉療法とは、水療法と合わせて風呂、泥その他の自然物質、様々な気候要素を、単独であるいは組み合わせて、疾病の予防と治療に使うことです。ヨーロッパにおいても温泉療法は古くから盛んであり、古代ローマ時代からすでに温泉施設があったとされています。イギリスやドイツ、イタリア、ベルギー、チェコ、ハンガリーなどにおいて、飲泉と入浴の双

方を活用した温泉による保養が盛んです。現在の日本においては主に健康増進目的で利用されることが多いですが、全国には温泉病院も存在しており、治療目的での温泉利用も行われています。

　日本温泉協会における「天然温泉表示制度」が1976年より開始され、2005年からは天然温泉表示看板が発行されています。天然温泉表示看板では、「利用源泉に関する情報」、「浴槽の温泉利用に関する情報」を17項目に分けて明示しており、合わせて自然度・適正度の目安を5段階で表示し、一般消費者の温泉利用に役立ててもらえるよう配慮されています。具体的な表示項目は、①源泉名、②湧出形態、③泉温・湧出量、④源泉所在地、⑤泉質名、⑥掲示用泉質名、⑦引湯方法・距離、浴槽の温泉利用に関する情報、⑧循環装置の有無、⑨給排湯方式、⑩加水の有無、⑪加温の有無、⑫新湯注入量、⑬注入温度、⑭浴槽温度、⑮湯の入替頻度、⑯入浴剤使用の有無、⑰消毒の有無となっています。

　積極的な政策も影響し、今後益々日本全国に外国人観光客等が訪れることを考えると、今後はこれらの表示などの積極的な活用による説明責任と情報開示が温泉地とその地域においても求められてくると思われます。更に今後は、情報開示の際の英語や中国語の表記なども合わせて求められてくると思われます。心身に与える効果的な影響についての十分なエビデンスはまだまだこれからですが、グローバルな視点から地域ごとに温泉療法を見直し、健康大国日本に十分貢献していると思われる温泉大国日本の良さを今一度検討してみる必要があるでしょう。

第7章 | 医療のグローバル化
(Globalization of Medicine・Healthcare)

1．患者の権利（Patient's Right）

　患者の権利については、歴史的変遷から見ると、最初から保障されていたわけではなく、世界的な流れとして次第に確立していった考え方といえます。ヨーロッパにおける市民革命などを経て次第に一部の上流階級のみではなく、一般の患者にも目を向けられるようになったとはいえ、第二次世界大戦後までは世界中が長い戦争の歴史を辿っており、なかなか弱者に目を向けることはなかったと思われます。我が国においても同様であり、明治維新からの近代国家形成においては、長く続く戦争によりまだまだ平等の考え方は浸透しておらず、終戦後の国民主権とする1946年の日本国憲法からようやく芽生えたといえます。日本国憲法は最高法規であり、すべての法律の原点となるものです。医療従事者─患者関係における患者の権利に関連する条項としては以下があげられます。

　第13条　すべて国民は、個人として尊重される。生命、自由及び幸福追求に対する国民の権利については、公共の福祉に反しない限り、立法その他の国政の上で、最大の尊重を必要とする。

　第14条　すべて国民は、法の下に平等であって、人種、信条、性別、社会的身分又は門地により、政治的、経済的又は社会的関係において、差別されない。

　第21条　集会、結社及び言論、出版その他一切の表現の自由は、これを保障する。

　第25条　すべて国民は、健康で文化的な最低限度の生活を営む権利を有する。

②国はすべての生活部面について、社会福祉、社会保障及び公衆衛生の向上
及び増進に努めなければならない。

　医療関連を含む社会保障関係各法は、前述したように憲法第25条に基づくも
のでありますが、第13条、14条からも、患者の状態であっても国民として、ど
のような人間も平等に扱われ、幸福を求めることを保障され、尊重されなければ
ならないことは明らかです。また第21条の表現の自由には、単に表現活動を行
う者の自由だけでなく、それに対応するものとして、表現の受け手の知る権利に
ついても保障されるものと解釈できます。

2．患者の権利の根拠

　患者の権利が保障されるべきであるとする考え方が浸透するために、さまざま
な宣言や制度が整備されてきました。患者は世界中にいます。患者の権利につい
ては、グローバルな視点から理解を深めることが重要です。

　世界医師会（World Medical Association：WMA）は、1947年9月17日、パリに
おいて27か国からの医師が一堂に会し、第1回総会を開催したことを契機とし
て設立され、「医学教育・医学・医術および医の倫理における国際的水準をでき
るだけ高め、また世界のすべての人々を対象にしたヘルスケアの実現に努めなが
ら人類に奉仕すること」を目的として組織されました。現在では111か国の医師
会が加盟し、全世界の医師を代表したNGO組織の国際的な連合体として、医の
倫理や社会医学に関連するテーマを協議しています。以下は患者の権利に関する
リスボン宣言であり、多くの国々において患者の権利の根拠及び内容とされてい
ます。また、本宣言は、医師が是認し推進すべき患者の主要な権利について明文
化されたものでもあります。

（1）患者の権利に関する WMA リスボン宣言

WMA Declaration of Lisbon on the Rights of the Patient
1981 年 9 月／10 月　ポルトガル、リスボンにおける第 34 回 WMA 総会で
採択
1995 年 9 月　インドネシア、バリ島における第 47 回 WMA 総会で修正
2005 年 10 月　チリ、サンティアゴにおける第 171 回 WMA 理事会で編集上
修正

以下の 11 原則が書かれています。

1. 良質の医療を受ける権利
2. 選択の自由の権利
3. 自己決定の権利
4. 意識のない患者
5. 法的無能力の患者
6. 患者の意思に反する処置
7. 情報に対する権利
8. 守秘義務に対する権利
9. 健康教育を受ける権利
10. 尊厳に対する権利
11. 宗教的支援に対する権利

　ここからわかることは、どの国の患者も質の高い医療を受ける権利があり、さらに選択の自由が保障され、自己決定することができ、尊厳が保持されるべきであるということです。
　さらに「原則 1. 良質の医療を受ける権利」は、具体的には以下の内容となっています。

第 7 章　医療のグローバル化　165

a．すべての人は、差別なしに適切な医療を受ける権利を有する。

b．すべての患者は、いかなる外部干渉も受けずに自由に臨床上および倫理上の判断を行うことを認識している医師から治療を受ける権利を有する。

c．患者は、常にその最善の利益に即して治療を受けるものとする。患者が受ける治療は、一般的に受け入れられた医学的原則に沿って行われるものとする。

d．質の保証は、常に医療のひとつの要素でなければならない。特に医師は、医療の質の擁護者たる責任を担うべきである。

e．供給を限られた特定の治療に関して、それを必要とする患者間で選定を行わなければならない場合は、そのような患者はすべて治療を受けるための公平な選択手続きを受ける権利がある。その選択は、医学的基準に基づき、かつ差別なく行われなければならない。

f．患者は、医療を継続して受ける権利を有する。医師は、医学的に必要とされる治療を行うにあたり、同じ患者の治療にあたっている他の医療提供者と協力する責務を有する。医師は、現在と異なる治療を行うために患者に対して適切な援助と十分な機会を与えることができないならば、今までの治療が医学的に引き続き必要とされる限り、患者の治療を中断してはならない。

上記内容をまとめると、良質な医療とは、「患者が差別なく、治療に専念でき、標準的治療水準を保持している医師から、必要なだけ医療を受けることである」と理解することができます。

また、「原則7. 情報に対する権利」については以下の内容が書かれています。

a．患者は、いかなる医療上の記録であろうと、そこに記載されている自己の情報を受ける権利を有し、また症状についての医学的事実を含む健康状態に関して十分な説明を受ける権利を有する。しかしながら、患者の記録に含まれる第三者についての機密情報は、その者の同意なくしては患者に与えてはならない。

b．例外的に、情報が患者自身の生命あるいは健康に著しい危険をもたらす恐

れがあると信ずるべき十分な理由がある場合は、その情報を患者に対して与えなくともよい。

c．情報は、その患者の文化に適した方法で、かつ患者が理解できる方法で与えられなければならない。

d．患者は、他人の生命の保護に必要とされていない場合に限り、その明確な要求に基づき情報を知らされない権利を有する。

e．患者は、必要があれば自分に代わって情報を受ける人を選択する権利を有する。

（2）医の国際倫理綱領

WMA はまた、医の国際倫理綱領も作成しており、世界に発信しています。1949 年に採択され、最終修正は 2006 年に行われています。内容は、1．医師の一般的な義務、2．患者に対する医師の義務、3．同僚医師に対する義務、に分かれています。「2．患者に対する医師の義務」の内容は以下の通りとなっています。

ア　医師は、常に人命尊重の責務を心に銘記すべきである。

イ　医師は、医療の提供に際して、患者の最善の利益のために行動すべきである。

ウ　医師は、患者に対して完全な忠誠を尽くし、患者に対してあらゆる科学的手段を用いる義務がある。診療や治療にあたり、自己の能力が及ばないと思うときは、必要な能力のある他の医師に相談または紹介すべきである。

エ　医師は、守秘義務に関する患者の権利を尊重しなければならない。ただし、患者が同意した場合、または患者や他の者に対して現実に差し迫って危害が及ぶおそれがあり、守秘義務に違反しなければその危険を回避することができない場合には、機密情報を開示することは倫理にかなっている。

オ　医師は、他の医師が進んで救急医療を行うことができないと確信する場合には、人道主義の立場から救急医療を行うべきである。

第 7 章　医療のグローバル化　167

カ　医師は、ある第三者の代理として行動する場合、患者が医師の立場を確実にまた十分に理解できるよう努めなければならない。

キ　医師は、現在診療している患者と性的関係、または虐待的・搾取的な関係をもってはならない。

　特にウやオの内容については、これまで日本においては、医療制度上、どの医師の能力も技能も同じであり、あらゆることができ、技術も均一であるといった見方が否めず、患者自身もそのように思っていた傾向が強いですが、現実的には設備やスタッフの充実、専門分野なども影響し、治療可能な範囲や得意分野、機能の違いが明らかになりつつあります。このあたりの医療の本質については、患者側がなかなかすぐには見抜くことはできません。まさに医の倫理として定着し、真の意味での連携が促進されることが望ましいと思われます。

3. クオリティ・オブ・ヘルスケア（QOH）

　いくら患者の権利が理念として保障されていても、いちばん重要なのは実際に提供される医療サービスの質が高いこと、すなわちクォリティ・オブ・ヘルスケア（Quality of Health Care）でしょう。検査や投薬、さまざまな処置や手術を実際に行うのは医師をはじめとする医療従事者であり、また病院の清潔性の保持や病室環境、システムの整備、医療従事者の労働条件や福利厚生、研修の機会の提供などは、病院組織としての仕組みの中で運用され、院長をはじめとする管理者の考え方に左右されます。どんな患者も、できるならば現段階で提供可能な医療サービスのうち、最も劣悪な方を選択する人はいないでしょう。現在存在する疾患や症状に対するベストな治療法や技術と、ベストなコンディションで医療従事者が治療やケアを提供することを望むでしょう。医療従事者にとっては複数受け持っている患者の一人かもしれませんが、どの患者にとっても自らにベスト・プラクティスを求めることが大切になります。自院の規模や機能において提供可能な限りベストな状態を保つよう心がけることが病院には求められているのです。

アメリカ医療の質委員会では、ヘルスケアに関し、今ほど医療の分野において
リーダーシップが求められているときはなく、医療システムの改革は容易ではな
いけれども、そこに秘められた潜在的なベネフィットは著しく大きいとしていま
す。また、「質の谷間」を埋めることで、医科学の知識と技術の恩恵をすべての
地域ですべての国民が享受できるようになるとしています。

　さらに、「質」に関する問題は、医療における善意、知識、努力、投入不足によっ

表1　医療の質が適切でなくなった背景

①医科学とその技術の複雑化
　医療に必要とされる医学上の技術、知識、技能、医療行為、機器、医薬品の進歩の
スピードは、それらを安全かつ有効に、効率的に供給するわれわれの能力を超えてい
る。

②慢性の疾病・症状の増大
　医科学と技術の進歩がもたらした成果の一つは人間の寿命を延ばしたことである。
人口高齢化がもたらすものの一つに慢性の疾病・症状の発症者・患者数の増大がある。
慢性疾病に対するケアの多くは患者本人と家族の手で行われる。

③医療提供システムの組織的未整備
　医療サービス供給プロセスは、時として不必要に複雑で、ケア提供を遅らせる手順
や引き継ぎがなされるため、安全性を高めるよりも低下させてしまう。これらのプロ
セスは資源のムダを生み、サービスに無責任な隙間をつくり、情報を散逸させて、タ
イムリーに安全かつ適切なケアを提供することに医療職能者全員の力を結集させるの
を妨げている。

④革新的な情報技術の導入における制約
　多くの患者が、医療情報と医療上のアドバイスをインターネットに求めるように
なっている。情報環境の変化は、医療サービスの組織化や提供のあり方、医師と患者
との関係に基本的な変化をもたらすものになる。多くの個人は、診断と治療について
自ら意思決定しようとしつつある。

　出典：米国医療の質委員会／医学研究所著、医学ジャーナリスト協会訳『医療の質—谷間を
　越えて21世紀システムへ　A New Health System for the 21st Century』、日本評論社　2002

表2　21世紀医療システムに関する10原則

① 継続的な「癒しの関係（healing relationship）」を基本とする医療ケア
② 患者のニーズと価値観に応じた個別性のある医療ケア
③ 患者がコントロールの主体者となる医療ケア
④ 知識の共有と自由な情報の流通
⑤ エビデンスにもとづく意思決定
⑥ システムの財産としての安全性
⑦ 必要とされる透明性
⑧ 患者ニーズの予知
⑨ 常に無駄を削減するシステム
⑩ 臨床スタッフ間の協力

出典：米国医療の質委員会／医学研究所著、医学ジャーナリスト協会訳『医療の質―谷間を越えて21世紀システムへ　A New Health System for the 21st Century』、日本評論社　2002

て起こっているのではなく、多くは医療サービスを組織し、組み立てている方法上の欠陥によっていると分析しており、現在の医療システムは、医療サービスを安全かつ有効に、患者中心で、適時に、効率よく公正に提供することを保証するために必要な環境、プロセス、能力を欠いている場合が少なくなく、21世紀の新たなヘルスケアシステムがグローバルに構築されることが求められるとしています。さらに、同委員会では医療の質が適切でなくなった背景には表1のような4点が関係していると分析しています。

　また、同報告書では21世紀医療システムを構築する際の10原則を表2のように提示しています。今後はグローバルスタンダードに基づく、ヘルスケアの質が標準化されることが期待されます。

４．患者の知る権利と患者安全

　賢い患者となるための第一の武器は何といっても「知」すなわち、知ること、知識を得ることであることは言うまでもありません。私たちは、毎日生きている

間、絶え間なく五感からさまざまな情報を体内に取り入れ、脳を中心とする情報ネットワークを介して考えたり、感情を表現したり、物を作ったり、想像したりしています。インフォームド・コンセントが重要なのも、知らされなければ同意のしようもなく、十分な情報が与えられず偏った情報では、間違った意思決定をすることもあり得るからです。情報の開示は患者にとって非常に重要なのです。

（1）医療機能情報提供制度

　日本においては近年、医療制度改革が進む中、病院内情報の開示が進んできました。2007年4月より、病院や診療所、助産所等の医療機関に対し、医療機関の医療機能に関する一定の情報について、都道府県への報告を義務付け、都道府県が情報を集約してわかりやすく提供する仕組みである「医療機能情報提供制度」が開始されました。表3は医療機関に対し、都道府県への報告が求められている事項です。病院の機能を表わす指標や、電子化などの仕組み、日本医療機能評価機構の評価結果やISOなどの外部評価についても含まれています。薬局においても同様に情報開示制度が開始されています。表3の内容からは、かなりの病院情報の開示が求められていることがわかります。患者が理解しているかどうかは別として、各医療機関の特徴や機能、提供されているサービス内容や治療結果成績など、医療の質に踏み込んだ内容となっていることに気づくことと思われます。

表3　都道府県への報告が求められている事項　（病院版）

1．管理・運営・サービス等に関する事項
 (1)　基本情報：①病院等の名称、②病院等の開設者、③病院等の管理者、④病院等の所在地、⑤病院等の案内用の電話番号およびファクシミリの番号、⑥診療科目、⑦診療科目別の診療日、⑧診療科目別の診療時間、⑨病床種別及び届出又は許可病床数
 (2)　病院等へのアクセス：①病院までの主な利用交通手段、②病院等の駐車場（有料又は無料の別を含む）、③案内用ホームページアドレス、④案内用電子メールアドレス、⑤診療科目別の外来受付時間、⑥予約診療の有無、⑦時間外における

第7章　医療のグローバル化 171

対応、⑧面会の日及び時間帯

(3) 院内サービス等：①院内処方の有無、②対応可能な外国語の種類、③障がい者に対するサービス内容、④車椅子利用者に対するサービス内容、⑤受動喫煙を防止するための措置、⑥医療に関する相談体制の状況（相談窓口の有無、相談員の人数）、⑦入院食の提供方法、⑧病院内の売店又は食堂の有無

(4) 費用負担等：①保険医療機関、公費負担医療機関及びその他の病院等の種類、②選定療養、③治験の実施の有無、④クレジットカードによる料金の支払いの可否

2．提供サービスや医療連携体制に関する事項

(1) 診療内容、提供保健・医療・介護サービス：①学会認定医、専門医、②保有する施設設備、③保有する介護施設設備、④対応可能な疾患又は治療内容、⑤対応可能な短期滞在手術、⑥専門外来の有無及び内容、⑦健康診査及び健康相談の実施、⑧対応可能な予防接種、⑨対応可能な在宅医療、⑩対応可能な介護保険サービス、⑪セカンド・オピニオン対応、⑫地域医療連携体制（地域連携クリティカルパスを含む）、⑬地域の保健医療サービスまたは福祉サービスを提供する者との連携に対する窓口設置の有無

3．医療の実績、結果に関する事項

(1) 医療の実績、結果等に関する事項：①病院の人員配置（全体、外来、入院）、②看護師の配置状況、③法令上の義務以外の医療安全対策（医療事故情報収集事業への参加の有無）、④法令上の義務以外の院内感染（院内での感染症の発症に関する分析の実施の有無含む）、⑤電子カルテシステムの導入の有無、⑥情報開示に関する窓口の有無、⑦治療結果情報（死亡率、再入院率、疾患別・治療行為別の平均在院日数その他の治療結果に関する分析の有無及び分析結果の提供の有無）、⑧患者数（病床の種別ごとの患者数、外来患者の数、在宅患者の数）、⑨平均在院日数、⑩患者満足度の調査（患者満足度の調査の実施の有無及び結果の提供の有無）、⑪診療科名中に産婦人科、産科又は婦人科を有する病院にあっては、財団法人日本医療機能評価機構が定める産科医療補償制度標準補償約款と同一の産科医療補償約款に基づく補償の有無

出典：厚生労働省ホームページ

　今後は、これらの各指標の意味を十分に理解した賢い医療消費者が、医療機関選択の際に活用し、患者中心の医療を実現できている医療機関が医療消費者に選ばれる日が訪れることを期待したいところです。

また、医療機関においては、実際に情報を開示するためには院内の情報の整理が不可欠です。電子カルテをはじめとする院内における IT 化も近年進んできていますが、すべての医療機関に整備されている状況とはまだいえない現状となっています。厚生労働省は、病院における IT 導入は、医療機関において何らかの改善や質向上の必要性を認識したうえで、その対策の一環として行われるものであり、以下の 16 の目的が考えられるとしています。

①事務職員による事務作業の効率化／②経営指標の把握／③人事管理／④患者待遇の向上（待ち時間、予約の簡便さ等の事務待遇面）／⑤患者情報提供サービスの向上（説明、インフォームド・コンセント等の情報提供）／⑥医療安全管理／⑦医療従事者の業務改善／⑧医療従事者の情報へのアクセス向上／⑨医療従事者の情報共有強化（チーム医療の向上）／⑩他施設と医療等の連携改善／⑪医薬品、医療材料の院内ロジスティック改善／⑫医薬品、医療材料の調達改善／⑬情報管理の改善／⑭省スペース／⑮研究への貢献／⑯教育への貢献

電子カルテに代表されるように、院内における IT 化により、事務的処理や医薬品の管理などに役立つことはもちろん、医療従事者―患者間、医療従事者間においても情報が整理・共有され、結果として質向上に貢献可能であると思われます。しっかりした仕組みを構築することによって医療安全へも当然貢献することが期待されています。

（2）医療事故調査制度

わが国においては、2015 年 10 月より、医療法の『医療の安全の確保』に位置づけられた新しい制度である医療事故調査制度が開始されました。本制度の対象となる「医療事故」は、「病院、診療所、助産所に勤務する医療従事者が提供した医療に起因し、又は起因すると疑われる死亡又は死産であって、その管理者が当該死亡又は死産を予期しなかった」ものです。医療事故調査の流れは、①医療

事故に対する遺族への説明、②医療事故を医療事故調査・支援センターへ報告する、③医療機関が行う「院内調査」の実施、③調査結果を医療事故調査・支援センターに報告する、④調査結果を医療機関から遺族へ説明する、となっており、医療事故調査・支援センターが中心的な役割を果たすことになっています。医療事故調査・支援センターでは以下の7業務が規定されています。

1. 医療機関の院内事故報告調査の報告により収集した情報の整理及び分析を行うこと
2. 院内事故調査の報告をした病院等の管理者に対し、情報の整理及び分析の結果の報告を行うこと
3. 医療機関の管理者が「医療事故」に該当するものとして医療事故調査・支援に報告した事例について、医療機関の管理者又は遺族から調査の依頼があった場合に、調査を行うとともに、その結果を医療機関の管理者及び遺族に報告すること
4. 医療事故調査に従事する者に対し医療事故調査に係る知識及び技能に関する研修を行うこと
5. 医療事故調査の実施に関する相談に応じ、必要な情報の提供及び支援を行うこと
6. 医療事故の再発の防止に関する普及啓発を行うこと
7. その他の医療の安全の確保を図るために必要な業務を行うこと

これまでよりも医療の透明性が確保されることが期待されますが、患者の視点からすると、院内事故調査の客観性に関する確保がより重要となると思われます。本制度が十分に機能することが期待されます。

5. 患者とその家族の移動―メディカルツーリズム

メディカルツーリズム（Medical Tourism）という言葉を最近耳にすることはな

いでしょうか。医療（治療や検診等）と旅行がセットになった言葉であり、自国以外の医療サービスを利用することを目的とした旅行を意味します。特に医療費が高騰しているアメリカでは、毎年多くの患者が自国以外の国で手術や治療を受けており、アメリカ以外にも、カナダやヨーロッパの国々の患者が、インドやタイ、シンガポールやハンガリーなど様々な国々の病院や診療所に行き、様々な治療を受けています。また、中東や南米等から、アメリカの先端医療を受けに渡航している患者もおり、世界中の推定約 600 万人の人々が医療目的で移動し、今後もかなりの増加が見込まれています。メディカルツーリスト達の渡航目的は、費用の節約や待機時間の解消、最先端医療を受けることや、より良い品質の医療を受けることなどです。まさに医療のグローバル化が進みつつあると言えます。患者のための世界各国の病院間比較に関する情報も増加してきており、患者がメディカルツーリズムを利用するためのガイドブックなども出てきています。

　日本は、アジア地域の主要国からのメディカルツーリスト受け入れが増加してきており、すでに国内の医療機関には、海外からの医療を目的とするツーリスト達が受診している現状となってきました。近年、特にそのスピードが加速化してきています。今後患者が国境を越えて医療機関を受診するためには、今まで以上に医療機関および検査や治療内容に関する知識が求められてくるため、医療消費者教育は大変重要となるでしょう。更に、医療やケアの継続性の視点からも、標準化や基準が今後より重要となってくることは間違いありません。

6．グローバルヘルスケアに対する評価の流れ

　我が国では、2014 年 6 月、観光立国推進閣僚会議において「観光国実現に向けたアクション・プログラム 2014 ——訪日外国人 2000 万人時代に向けて——」が打ち出されました。同プログラムには、外国人患者が安全・安心に日本の医療サービスを受けられるよう、医療通訳等が配意されたモデル拠点の整備を含む医療機関における外国人患者受入れ体制の充実を図ることや、訪日外国人旅行者が医療機関に関する情報をスムーズに得るための仕組みづくりを行うことが盛り込

まれ、今後は海外に対し開かれた日本の医療機関が求められ、国際化が急がれることとなりました。前述のメディカルツーリズムの推進にも伴い、2012年7月より日本国内の医療機関に対し、多言語による診療内容や、異文化・宗教に配慮した対応等、外国人患者の受け入れに資する体制を第三者的に評価することを通じて、医療を必要とするすべての人に、安心・安全な医療サービスを提供できる体制づくりを支援する目的で、外国人患者受入れ医療機関認証制度（JMIP：Japan Medical Service Accreditation for International Patients）が発足しており、すでに日本国内の病院が認定されています。

　本認証制度は、外国人患者の円滑な受入れを推進する国の事業の一環として厚生労働省が2011年度に実施した「外国人患者受入れ医療機関認証制度整備のための支援事業」を基盤に策定されたものです。本認証制度では、受け入れ対応、患者サービス（通訳・翻訳、院内環境の整備、宗教・習慣の違いへの対応）、医療提供の運営、組織体制と管理、改善に向けた取り組みについて、各評価項目（スタンダード）に基づき、評価者である認定調査員が実態調査を実施し、有識者による認証審査会を経て認定される仕組となっています。JMIPの目的と効果は次のようになっています。

　　JMIP の目的
　　「外国人が安心・安全に、国際的に高い評価を得ている日本の医療サービスを享受することができる体制を構築する」
　　JMIP の効果
　・外国人患者受入れに関して医療機関の現状を確認することで、改善の方向性が分かり目標が明確となる。
　・外国人患者受入れへの医療サービス提供にあたって必要な異なる文化や習慣への対応に関する理解が向上する。
　・外国人患者受入れへ向けた体制整備を通して、日本人患者にも共通する患者サービスの質が向上する。

更に2016年4月1日より、外国人患者受け入れ医療機関認証制度の対象とな

る医療機関は、

　　①病院機能評価（日本医療機能評価）

　　② Accreditation Standards For Hospitals（Joint Commission International：JCI）

　・③ ISO9001 ／ 14001

　　④臨床研修評価（卒後臨床研修評価機構）

　　⑤人間ドック健診施設機能評価（日本人間ドック学会）

などの第三者機関による認証制度によって医療施設機能が評価されている病院または健診施設となっています。

　表4は具体的な評価項目です。今後次第に多くの病院が認定を受けることによってグローバルスタンダードに基づく標準化が進むことと思われます。

　厚生労働省による医療機関における外国人患者受入れ環境施設整備事業の概要は以下の通りとなっています。また、表5は現在までの JMIP 認定病院一覧ですが、整備事業の推進により、オリンピックまで認定病院の増加が加速されること

表4　　JMIP 評価項目　Ver.2.0　2017.4 〜

```
　1．受入れ対応
　　1.1　外国人患者に関する情報と受入れ体制
　　1.2　医療費の請求や支払に関する対応
　2．患者サービス
　　2.1　通訳（会話における多言語対応）体制の整備
　　2.2　翻訳（文書での多言語対応）体制の整備
　　2.3　院内環境の整備
　　2.4　患者の宗教・習慣の違いを考慮した対応
　3．医療提供の運営
　　3.1　外国人患者への医療提供に関する運営
　　3.2　説明と同意（インフォームド・コンセント）
　4．組織体制と管理
　　4.1　外国人患者対応の担当者または担当部署の役割
　　4.2　安全管理体制
　5．改善に向けた取組
　　5.1　院内スタッフへの教育・研修
　　5.2　外国人患者の満足度
```

出典：日本医療教育財団ホームページ

第7章　医療のグローバル化　　177

表5　　JMIP 認定病院一覧　全30病院　2017年11月現在

- ・特定医療法人 沖縄徳洲会　湘南鎌倉総合病院
- ・社会医療法人緑泉会　整形外科米盛病院
- ・地方独立行政法人　りんくう総合医療センター
- ・社会医療法人木下会　千葉西総合病院
- ・医療法人雄心会　函館新都市病院
- ・医療法人社団　恵心会　京都武田病院
- ・学校法人藤田学園　藤田保健衛生大学病院
- ・医療法人偕行会　名古屋共立病院
- ・国立研究開発法人　国立国際医療研究センター病院
- ・医療法人徳洲会　札幌東徳洲会病院
- ・社会医療法人　大成会　福岡記念病院
- ・社会医療法人　董仙会　恵寿総合病院
- ・医療法人徳洲会　岸和田徳洲会病院
- ・NTT 東日本関東病院
- ・国立大学法人　大阪大学　医学部付属病院
- ・医療法人沖縄徳洲会　南部徳洲会病院
- ・社会医療法人厚生会　木沢記念病院
- ・国家公務員共済組合連合会　虎ノ門病院
- ・医療法人徳洲会　東京西徳洲会病院
- ・東京都済生会中央病院
- ・東京都立広尾病院
- ・独立行政法人地域医療機能推進機構　東京高輪病院
- ・国立大学法人九州大学　九州大学病院
- ・医療法人財団康生会　武田病院
- ・学校法人国際医療福祉大学　国際医療福祉大学三田病院
- ・国立大学法人岡山大学　岡山大学病院
- ・学校法人埼玉医科大学　埼玉医科大学国際医療センター
- ・医療法人徳洲会　湘南藤沢徳洲会病院
- ・一般財団法人津山慈風会　津山中央病院
- ・医療法人沖縄徳洲会　中部徳洲会病院

出典：日本医療教育財団ホームページ

が予測されます。

　　厚生労働省　医療機関における外国人患者受入れ環境施設整備事業
　　　1. 総則

我が国の在留外国人は約 223 万人（2015 年）、訪日外国人旅行者は 1,974 万人（2015 年）と近年著しく増加しており、2020 年に東京オリンピック・パラリンピックも控え、今後さらなる増加が予想される。訪日外国人旅行者数については、先般の「明日の日本を支える観光ビジョン構想会議」にて 2020 年：4000 万人、2030 年：6000 万人を目標としている。これらの背景を踏まえ、また「日本再興戦略」や「健康・医療戦略」などを受け、外国人患者が安全・安心に日本の医療サービスを受けられる体制を充実させていくことが求められている。

　厚生労働省では外国人患者受入れに関する環境整備を進めており、「外国人患者受入れ医療機関認証制度（JMIP）」の普及促進や医療通訳等の配置支援、院内資料の多言語化等の事業を行っている。また、「観光立国実現に向けたアクション／プログラム 2015」に基づき、観光庁、都道府県と連携して「訪日外国人旅行者受入れ医療機関」を全国約 320 ヵ所選定する事業等を進めてきた。今後、2020 年までに、外国人患者受入れ体制が整備された医療機関を 100 ヵ所整備することとしている。

7．Joint Commission International（JCI：USA）

　また、1994 年、アメリカを拠点として、世界中の医療機関に対する第三者評価機関であるアメリカ JCI（Joint Commission International）による評価が進んできており、各国が受審し、認定されています。今後は世界規模でインターナショナル・スタンダードによるヘルスケアサービス提供が達成されていくことが期待されます。まさに病院のグローバル化が進みつつあります。現在では 100 か国以上が参加しており、全世界では 2017 年 7 月現在、993 施設が認定されています。日本では以下の 24 医療機関が認定されています（2017 年 11 月現在）。

○亀田メディカルセンター／○聖路加国際病院／○相澤病院／○ NTT 東日本関東病院／○聖隷浜松病院／○湘南鎌倉病院／○済生会熊本病院／○葉山

ハートセンター／○メディポリス陽子線治療研究センター／○老人介護保健施設老健リハビリよこはま／○日本赤十字社足利病院／○国際医療福祉大学三田病院／○順天堂大学病院／○倉敷中央病院／○南部徳洲会病院／○埼玉医科大学国際医療センター／○札幌市東徳洲会病院／○東京ミッドタウンクリニック／○中部徳洲会病院／○三井記念病院／○ McSYL 辰巳クリニック＆ホスピタル／○湘南藤沢徳洲会病院／○日本赤十字石巻病院／○彩の国東大宮メディカルセンター

　JCI の種別は、①病院（Hospital）、② Academic Medical Center Hospitals（2 分野 72 項目が大学の施設のみに関する項目（臨床研究、医学教育）である）、③外来診療・救急外来　（Ambulatory Care）、④臨床検査室（Clinical Laboratory）、⑤医療交通団体（Medical Transport Organization）、⑥プライマリ・ケア（Primary Care）、⑦ホームケア（Home Care）、⑧長期ケア（Long Term Care）と分かれており、それぞれの施設等が評価を受けています。JCI の評価の特徴には、モックサーベイ（模擬審査）があることなどが挙げられます。
　また、JCI では患者安全に関し、表 6 の内容のゴールが設定されています。JCI では医療安全を担保するプログラムがあり、プログラムが正常に機能してい

表 6　国際患者安全目標　International Patient Saefty Goals（IPSG）

Goal 1:　患者を正しく特定する（Identify patients correctly）
Goal 2:　効果的なコミュニケーションの改善 (Improve effective communication)
Goal 3:　高アラート薬の安全性の向上（Improve the safety of high-alert medications）
Goal 4:　正しい場所、正しい手順を確認し、正しい患者の手術を確実にする（Ensure correct-site, correct procedure, correct-patient surgery）
Goal 5:　健康に関連する感染のリスクの削減（Reduce the risk of health care-associated infections）
Goal 6:　転倒に起因する患者危害のリスクを軽減（Reduce the risk of patient harm resulting from falls）

出典：Joint Commission International ホームページ

るかまでもチェックしており、医療安全については大変厳しく評価されており、患者にとって安心できる評価となっています。

８．感染症への理解を深める

　ご存知の通り、ミクロすなわち小さな生き物ほど繁殖力が強く、人類の歴史は感染症との戦いであり、今現在もそれは続いています。本格的な国際化が意味するところは、人間のみではなく、様々な生き物達もグローバルに移動し始めたということであり、アフリカやその他日本から遠く離れた地で感染症が蔓延するということについては、決して遠い存在ではなく、身近な脅威として認識しなければならなくなりました。今後は、感染症の種類や特徴などについても理解を深め、できるだけ予防できるようすることが、賢い医療消費者には求められてきます。

　最近では、エボラ出血熱や重症急性呼吸器症候群（SARS）、デング熱や中東呼吸器症候群（MERS）等、色々な感染症に関するニュースをよく耳にするようになってきたと思われます。航空機をはじめとする様々な移動手段の発達により、地球規模で人々が移動することが可能になってきており、実際に移動する人々も各段に増加しました。地球上には現在、日本を含めて 196 か国あり、うち国連加盟国数は 193 か国です（外務省、2016）。また、地球上には当然、私達人間のみではなく、様々な生物や植物等の生命が存在しており、まだまだ存在が明らかになっていない、生態が十分に確認されていない生物等が多々いるのも事実です。アマゾンで発見される新種は 10 年で 1200 種とも言われており、今後益々多種多様な動植物が発見されることになるのは確実です。

　また、一言で地球と言っても、地理的に見て、それぞれの国や地域の気候や風土も異なっており、私達人間を取り巻く様々な環境が異なっています。更に、それぞれの国のヘルスケアシステムも異なっており、主な疾患についても共通のものもあれば、全くこれまで症例がない地域や国々もあります。本格的グローバル化に向けて、ヘルスケア分野における詳細な取り組みが求められてきています。とりわけ感染症については十分な知識の普及が急がれています。

第 7 章　医療のグローバル化　　181

感染症に関する歴史的事柄として大変有名なのはペストでしょう。1350年前後のヨーロッパ大陸においては、ペストの大流行により相当な数の人々が死亡したと言われています。最近では、1970年以降、エボラ出血熱やウエストナイル熱等少なくとも30以上のこれまで知られなかった感染症（新興感染症）が出現し、またマラリアや結核など、人類が近い将来克服できると考えられてきた感染症（再興感染症）が再び私達に脅威を与えています。

（1）感染症の成立と対策

　ウィルスや細菌などの病原体が宿主（ヒトや動物）の体内に侵入して、臓器や組織の中で発育または増殖することを感染といい、感染によって宿主に発熱、下痢、咳などの症状があらわれた場合を感染症（infectious disease）と言います。病原体が体内に侵入してから最初の症状があらわれるまでの期間を潜伏期といい、その長さは病原体により様々です。一人の発症者から排出された病原体が周囲に感染を起こした場合、二次感染が起こったといい、また最初の感染による症状が治癒した後、再び同じ病原体の感染を受けるものを再感染と呼びます。さらに2種類以上の病原体によって感染が同時におこる場合を混合感染といいます。

　感染症の成立には、①病原体、②感染経路、③宿主の感受性の3要因が必要となります。「①病原体」には、ウィルス、細菌、真菌、原虫などがあり、これらの病原体が感染症を引き起こすかどうかはその量や感染性、病原性、毒力が関係してきます。「②感染経路」については、病原体が宿主に侵入する経路（伝播様式）には、直接伝播（飛沫感染、接触感染、胎盤感染、産道感染、母乳感染）や間接伝播（飲料水や食べ物、血液などの媒介物感染、節足動物、貝類、哺乳動物などの媒介動物感染、飛沫核感染や塵埃感染などの空気感染）があり、多くの感染症は複数の感染経路をもっています。

　流行とは、1つの疾病が、ある人口集団において、ある期間に、異常に高い頻度で発生することをいい、その発現の形によっていくつかに分けられます。最近耳にすることも多くなったパンデミック（汎流行）は、範囲が世界的規模で、全年齢に及ぶ場合を意味します。

わが国においては、1998 年「感染症の予防及び感染症の患者に対する医療に関する法律（感染症法）」が制定され、翌年施行されています。この法律の制定により、明治以来日本の感染症対策の基本であった「伝染病予防法」は廃止され、同時に「性病予防法」、「後天性免疫不全症候群の予防に関する法律」も廃止され、一本化されました。感染症は、①エボラ出血熱、ペストなどの 1 類感染症、②結核、SARS などの 2 類感染症、③コレラ、腸管出血性大腸菌感染症などの 3 類感染症、④E 型肝炎、マラリアなどの 4 類感染症、⑤麻疹、後天性免疫不全症候群などの 5 類感染症、⑥新型インフルエンザ等感染症、⑦指定感染症、⑧新感染症等に分類されており、感染力、重篤性等の総合的な観点から、きわめて危険性が高い感染症が 1 類感染症となっています。表 7 は「感染症法」が対象とする疾患一覧です。鳥インフルエンザは、特定の鳥インフルエンザ毎に 2 類および 4 類感染症となっています。なお、指定感染症は、政令で期間を限定して指定され 1 〜 3 類に準じた対応の必要が生じた感染症です。新感染症は、既知の感染症と病状等が明らかに異なり、感染力が強く罹患した場合の症状の程度が重篤であり、そのまん延により国民の生命と健康に重大な影響を与えるおそれがある未知の感染症のことです。

　感染症の類型による医療体制としては、厚生労働大臣が、1 類・2 類の感染症の患者・新感染症の所見がある場合の患者の入院施設として、「特定感染症指定医療機関」4 病院（成田赤十字病院（千葉県）：2 床、独立行政法人国立国際医療研究センター病院（東京都）：10 床、常滑総合病院（愛知県）：2 床、りんくう総合医療センター（大阪府）：2 床）を指定しており、全部で 10 床となっています（2017 年 4 月 1 日現在、厚生労働省データ）。また、都道府県知事による 1 類・2 類感染症の患者を対象とする「第一種感染症指定医療機関」が指定されており、52 医療機関 97 床となっています（2017 年 4 月 1 日現在、厚生労働省データ）。更に都道府県知事の指定による「第二種感染症指定医療機関」が主に 2 類感染症の患者に対応しています（536 医療機関、6,391 床）（2017 年 4 月 1 日現在、厚生労働省データ）。3 類から 5 類感染症については一般の医療機関において対応し、治療体制を整えています。

　医療費負担については、新感染症の場合には全額公費で医療保険適用なしとな

表7　感染症の類型と特徴

類型と感染症名

【1 類感染症】7 疾病
　エボラ出血熱／クリミア・コンゴ出血熱／痘そう（天然痘）／ペスト／マールブルグ病／ラッサ熱／南米出血熱
　感染力、重篤性などの総合的な観点から、きわめて危険性が高い感染症

【2 類感染症】7 疾病
　急性灰白髄炎（ポリオ）／結核／ジフテリア／重症急性呼吸器症候群（SARS）／鳥インフルエンザ（H5N1）／鳥インフルエンザ（H7N9）／中東呼吸器症候群（MERS）
　感染力、重篤性などの総合的な観点から、危険性が高い感染症

【3 類感染症】5 疾病
　コレラ／細菌性赤痢／腸管出血性大腸菌感染症／腸チフス／パラチフス
　特定の職業への就業によって集団発生を引き起こしうる感染症

【4 類感染症】
　A 型肝炎／E 型肝炎／ウエストナイル熱（ウェストナイル脳炎を含む）／エキノコックス症／ジカウィルス感染症／黄熱／オウム病／Q 熱／狂犬病／マラリア／デング熱／鳥インフルエンザ（H5N1 および H7N9 を除く）／野兎病／ボツリヌス症／炭疽など
　動物、飲食物などを介して人に感染し、国民の健康に影響を与えるおそれのある感染症（人から人の伝染はない）

【5 類感染症】
　・全数把握
　　麻疹／風疹／梅毒／後天性免疫不全症候群／ウィルス性肝炎（A 型肝炎および E 型肝炎を除く）／アメーバ赤痢／クロイツフェルト・ヤコブ病など
　・定点把握
　　感染性胃腸炎（ロタウィルス）／水痘／性器クラミジア感染症／MRSA（メチシリン耐性黄色ブドウ球菌感染症）／インフルエンザ（鳥インフルエンザおよび新型インフルエンザ等感染症を除く）　など
　　国が発生動向調査を行い、その結果に基づいて必要な情報を一般国民や医療関係者に提供、公開していくことで発症、拡大を防ぐ感染症

【新型インフルエンザ等感染症】
　・新型インフルエンザ：新たに人から人に伝染する能力を有することとなったウィルスを病原体とするインフルエンザ。
　・再興型インフルエンザ：かつて世界規模で流行したインフルエンザであって、その後流行することなく長期間が経過しているものが再興したもの

【指定感染症】
　政令で1年間に限定して指定される感染症（最長2年間まで延長可）
　1〜3類、新型インフルエンザ等感染症に分類されない感染症で、1〜3類に準じた対応が必要な感染症。

【新感染症】
　人から人に伝染すると認められる疾病であって、既知の感染症と病状等が明らかに異なり、感染力が強く、罹患した場合の症状の程度が重篤であり、そのまん延により国民の生命と健康に重大な影響を与えるおそれがある未知の感染症
　都道府県知事が厚生労働大臣の技術的指導・助言を得て対応

出典：厚生労働統計協会　国民衛生の動向　Vol.63 No.9, 2016 を参考に著者作成

り、1類感染症、新型インフルエンザ等感染症、2類感染症については、医療保険が適応され、入院については、自己負担分が公費負担となります。3類感染症、4類感染症、5類感染症については、医療保険適用ですが、自己負担ありとなります。

　今後は、人々の感染症に対する基本的知識の普及と、地域毎によるきめ細かな対応が求められてくると思われます。

(2) エボラ出血熱

　数年前に世界中の人々を震撼させ、まだ記憶に新しいエボラ出血熱も、上述した通り感染症の一つで最も感染力が強い1類感染症に分類されています。
　エボラ出血熱の流行地域は、アフリカ中央地域（スーダン、コンゴ民主共和国、ガボン）、西アフリカ（コートジボアール、ギニア、リベリア、シエラレオネ）

第7章　医療のグローバル化　　185

などで、自然宿主すなわち感染の経路はまだ十分に明らかにされていません。ヒトからヒトへの感染経路については、注射器・手術等血液、性的接触等の体液です。発症は突発的で、主症状はインフルエンザ様、発熱、頭痛、腹・腹部痛、咽頭痛です。出血は死亡例の 90％以上に見られ、潜伏期間は通常 2 ～ 21 日で、致死率は 50 ～ 90％と非常に高くなっています。始まりは、1976 年にスーダン南方のザイール国境に近いヌザラで綿工場の倉庫番の男が発熱し、頭痛と胸部痛を訴えて入院、鼻口腔出血、消化管出血で 1 週間後死亡しました。続いて家族内および病院内感染者が多発し、感染者 284 人中 53％が死亡しました。同年、ザイールのヤンブクにて 318 人が発症し、280 人が死亡、翌 1977 年、ザイールのタンラダにて 1 人発症し死亡しました。2 年後の 1979 年、スーダンのヤンピオにて 34 人が発症し、22 人が死亡しました。

　その後 1990 年代には、象牙海岸、ザイール、ガボン、南アフリカでの発症が見られました。2000 年には、ウガンダのグルにて 425 人が発症し、224 人が死亡しました。その後 2014 年以降、エボラ出血熱は再び猛威を振るい出します。2014 年 3 月にギニアが世界保健機関（WHO）に対してエボラ出血熱のアウトブレイク発生を報告して以来、西アフリカを中心に感染が拡大しました。西アフリカのギニア、リベリア、シエラレオネを中心に流行し、2016 年 5 月までに 28,616 人が発症し、11,310 人が死亡しました。2016 年 3 月、ようやく世界保健機関によるエボラ出血熱に関する「国際的に懸念される公衆の保健上の緊急事態」の宣言が解除されました。わが国においては、2014 年 10 月から 2016 年 4 月までに、流行国から帰国または入国し、発熱等の症状を呈したこと等から疑似症患者として 9 人、医療機関への搬送、検査を行いましたが、結果はすべて陰性であり、これまでのところ発生報告はありません。

（3）院内感染

　抵抗力の弱い病人、高齢者、障がい者などが利用する医療機関や福祉施設では、種々の病原体による集団感染が発生しやすい状況にあるため、施設内での感染防止対策は極めて重要となっています。院内感染は病院感染ともよばれ、入院患者

や医療従事者が病院内の感染源から病原体の感染を受けることを意味し、これにより肺炎や敗血症などの病気を発症した場合を院内（病院）感染症といいます。感染は医療機関内だけでなく、老人施設や乳児院などでも発生しており、これらは施設内感染と呼んでいます。

　院内感染は、医療機関の中という特殊な環境で発生するものであり、病院には手術後や長期のカテーテル留置、基礎疾患などで免疫力が低下している患者さんが複数います。そのため、感染が成立する条件が整いやすく、しばしば感染の急速な拡大や重症化が起こっているのです。毎年のように、冬季のインフルエンザの流行時期には、医療従事者のインフルエンザの罹患が原因で、免疫力の低下している高齢者や患者などに感染し、死亡する事故が発生しているのは大変残念なことです。本格的な高齢社会を迎え、患者や入所者も高齢化傾向が見られる中、病院や施設における院内感染対策は、今後益々重要となってきます。

　また、院内では日和見感染が起こりやすくなってきています。日和見感染とは、通常は無害な常在菌や弱毒菌の場合、健康な成人には感染症は起こらないのですが、がん、免疫不全、糖尿病などの基礎疾患や薬剤投与のために、宿主の免疫力が著しく低下した場合に、そのような弱い菌でも感染症が起こってしまいます。このような感染を日和見感染と呼びます。また、抗菌薬を使用しすぎたために細菌が抵抗力を持ってしまい、抗菌薬がききにくくなったものを耐性菌といいます。特に院内感染では、メチシリン耐性黄色ブドウ球菌（MRSA）などは、大きな問題となっており、対策が急がれています。いずれにしても、薬剤が効かない菌が発生し、免疫力が低下して日和見感染を起こしやすい患者が医療や介護の現場には今後益々増加することに対し、予防対策を充実させることが患者さんの命を守るために大変重要となっています。自らの疾患が原因で死亡するのではなく、院内感染が原因で患者が死亡するということはできるだけ避けなければなりません。院内感染予防の基本である手洗いの励行と徹底、清掃をはじめとする院内の清潔性の保持と環境整備、院内感染に対する正しい知識の共有と最新の情報の学習などは、医療機関をはじめとする各施設に求められる重要なことなのです。

第 7 章　医療のグローバル化　187

（4）生物多様性

　「生物多様性（Biodiversity）」という言葉は、最近様々なところで聞かれることが多くなってきたことと思われます。生物多様性とは、生きものたちの豊かな個性とつながりのことです（環境省 http：//www.biodic.go.jp/biodiversity/）。今日では、地球上は人間中心の社会となりましたが、どんな優れた経済システムが発展しても、人間が生きていくために必要な空気も水も食べ物も、すべて人間のみでは完結せず、自然そして究極的には宇宙に生かされているということを今一度考えてみる必要があると思われます。

　40億年という長い歴史の中で、様々な環境に適応して進化し、3,000万種ともいわれる多様な生きものがこれまで誕生してきましたが、これらの生命は一つひとつに個性があり、全て直接に、間接的に支えあって生きていることを意味します。また、生物多様性は、生態系のバランスを維持する上で重要であるばかりでなく、私たち人間の生活にも多くの恩恵をもたらしてくれているのです。

　私たちの呼吸に必要な酸素は、数十億年の間に微細な藻類や植物の光合成により生みだされてきたものであり、雲の生成や雨による水の循環、それに伴う気温・湿度の調節も、森林・湿原が水を蓄える働きなどが関係しています。豊かな土壌は、動物の死骸や植物が分解されて形成され、窒素・リンなどの栄養分が森から河川、そして海までつながり、豊かな生態系を育んでいます。生物多様性は、地球上のすべての生命の根源となっており、まさに生命存立基盤と言えるでしょう。しかしながら近年、人間活動による生物の生息地の破壊や乱獲などの影響もあり、地球上の生物多様性が、急速に失われつつあるのが現状です。

　そこで生物多様性の保全とその持続可能な利用に世界全体で取り組むことを目的として、1992年に193か国とEUが参加し、国連環境開発会議（UNCED）で署名され、翌1993年に「生物の多様性に関する条約（生物多様性条約（Convention on Biological Diversity　CBD））」が発効、わが国も加盟国の一員となりました。事務局はカナダ・モントリオールにおかれています。　本条約の目的は、①生物の多様性の保全、②生物多様性の構成要素の持続可能な利用、③遺伝資源の利用か

ら生ずる利益の公正で衡平な配分であり、生態系の多様性・種の多様性・遺伝子の多様性という3つのレベルで多様性があるとしています。

　わが国では、本条約の目的を実現するために、1995年に「生物多様性国家戦略」を決定、その後、2010年12月には国連総会において、2010年〜2020年を「国連生物多様性の10年（United Nations Decade on Biodiversity（UNDB））」としました。また、生物多様性条約第10回締約国会議（2010年10月愛知県名古屋市）で採択された、新たな世界目標「愛知目標」の達成に貢献するため、国内のあらゆるセクターの参画と連携を促し、生物多様性の保全と持続可能な利用に関する取組を推進することを目的に、「国連生物多様性の10年日本委員会」が発足、また先の戦略も数度の改訂を経て、2012年に「生物多様性国家戦略2012 − 2020」が決定されました。

　「愛知目標」では、2050年までの長期目標「自然と共生する世界の実現」と、2020年までの短期目標「生物多様性の損失を止めるために、効果的かつ緊急な行動の実施」が掲げられています。「国連生物多様性の10年日本委員会（UNDB-J）」では、国民一人ひとりが生物多様性との関わりを自分の生活の中でとらえることができるよう、「MY行動宣言5つのアクション」（たべよう、ふれよう、つたえよう、まもろう、えらぼう）を広く呼びかけています。具体的には、Act1：たべよう（地元でとれたものを食べ、旬のものを味わう）、Act2：ふれよう（自然の中へ出かけ、動物園、水族館や植物園などを訪ね、自然や生きものにふれる）、Act3：つたえよう（自然の素晴らしさや季節の移ろいを感じて、写真や絵、文章などで伝える）、Act4：まもろう（生きものや自然、人や文化との「つながり」を守るため、地域や国の活動に参加する）、Act5：えらぼう（エコラベルなどが付いた環境に優しい商品を選んで買う）などどなっています。

　子供から高齢者まであらゆる世代のあらゆる分野に携わる多くの人々が、生物多様性の重要性を理解し、様々な活動を行うことが、この美しく、素晴らしい地球を守ることに繋がっていくと思われます。生物多様性が保たれてこそ、私たち人類は進化を遂げていくことができるのです。

（5）生命とは？

　私達人間を含め、生命とは一体何なのでしょうか。生命は奇跡的と言われています。驚くべき多様性や創造を超えた独自性がある一方で、相互に依存し合う多くの生物種があるからです。現代科学的には、生物も無生物も同じ元素からなり、その原子は科学的に結合して分子になるということが言えます。生命とは、物質の複雑さが拡大した状態のこととされています。生命の一般的な３つの属性は、①食べたり呼吸したり光合成を行ったりすることによって、外部のエネルギーを利用する（代謝）、②みずからの複製を作る（繁殖）、③何代にもわたって特徴を変えて、変化する環境に順応することができる（適応）と言われています。

　生物と無生物との連続性については、両者間の境界を占めるウィルスが好例とされています。ウィルス（インフルエンザウィルスなど）は、現生生物の典型的な大きさの細胞よりもかなり小さく、含んでいるのはたんぱく質（ほとんどの生物の基本的要素）と、DNA もしくは RNA（自己の維持と自己複製に関する化学的な指示を携えた、ウィルスごとに特有の分子）で、あとはたいしたものは含まれていません。エネルギー代謝や繁殖、もしくは修復に用いる余分な分子もないのです。ウィルス単体では、生命の特徴は持ってないのです。ところが、遺伝物質（DNA もしくは RNA）を注入することで他の生物内に入り込むと、ウィルスは生命のあらゆる属性を手に入れるのです。ウィルスの DNA もしくは RNA は感染した生物（宿主）の細胞を掌握し、宿主の細胞を使って、みずからのたんぱく質を生成してみずからの成長・繁殖を遂げるのです。先に紹介した各感染症のように、素早く繁殖した、宿主生物を最終的に殺してしまうウィルスもあれば、大した害を与えることなく宿主の中でおとなしく存在するものもあるのです。このように、ウィルスが"生きている"か、"生きていない"かは、他の生物内にいるかいないか、すなわち周囲環境によるとも言えるのです。このように考えていくと、生命は単体の生物としてだけでなく、複数の生物が相互作用するような、より大きな関係性（contexts）の中で考えることが重要になってきたのです。つまり、生物はほかの生物や環境とは切っても切れないものであり、この関係性

（contexts）においてこれらを総合して全体として見ると、生命とは、個々の環が並んだだけの"連鎖"なのではなく、あらゆる生物が地球の生物圏に包含された、相互作用する個体の集合体と言えるのです。

　1970 年代末以降、生命のより深い歴史は微生物から始まることが示されましたが、そのほとんどは肉眼では見ることができないものです。系統樹から分かれる主要なドメイン（枝）は、今やすべて微生物となり、全生物には共通の最後の祖先（LUCA：Last Universal Common Ancestor）があると考えられるようになったのです。現在、地球上にいるすべての生物が由来する生物や生物群の主要な系統樹の 3 つのドメイン（枝）は、細菌・古細菌・真核生物となっています。私達人間を含む、植物・菌類・動物は、単細胞の真核生物から出てきたもので、今ではパン酵母などの単細胞生物も含む、大きな生物群のごく一部とみなされています。細菌と古細菌は死滅しておらず、生きている分と死んだばかりの分の重さと合わせて、地球のバイオマス（生物量）の 50％ を構成していると見られているのです。微生物が圧倒的に存在していたのは過去だけでなく、現在でもそうだということを意味する、すなわち、地球の生命の大部分は私達の眼に言えないものが占めているということになったのです。つい最近までは、植物・菌類・動物といった目に見える生物が、生物界のほとんどを代表していると考えられていたことが大きく変わってきたのです。

　人間の体には、自分の細胞のおよそ 10 倍もの微生物細胞が含まれているとされています。人間の腸には、およそ 1000 種の微生物とそれらが有する約 300 万種類の遺伝子があると言われていますが、これと比較して、人間の遺伝子（ヒトゲノム）は 1 万 8000 種類ほどしかありません［（ゲノムは遺伝物質（ヒトなら DNA、一部のウィルスは RNA）にある遺伝情報の総体］。ヒト細胞は矯正細菌をミトコンドリアという形で永遠に取り込み、これがヒト細胞で使われる大部分のエネルギー供給源となっているのです。つまり、私達の周囲にいる生物は、その大部分が単細胞の微生物からなっていると言えるのです。

　これらのことを総合すると、生命そのものの理解やルーツに関する新しい学説が次々と提唱される中で、健康や医療についても考える必要性が重要になってくると思われます。今後は人間の理解や他の生物との共生、体内環境と薬との関係

性についても見直していくことが必要となってくるでしょう。また、腸内細菌についても、様々な疾患との関係性も含め、新しい視点でのアプローチが必要になってくることと思われます。

おわりに──賢い医療消費者に求められる7か条

　これまで永らく医療に関しては、多くの患者にとってはお任せの時代が続いてきました。今思えばそれはそれでよかったのかもしれません。深刻な病気の場合、真の病名は告げられず、いつか治るのではと期待しながら、時には不安を募らせながら、医師をはじめとする医療従事者を信じながら、病院で死んでいくことは、ある意味幸せであったかもしれません。

　しかしながら、人間の探求心や好奇心、向上心は止まることを知らないし、そのことが人類をここまで進化させてきたことは間違いないと思われます。医療に関しても、よくよく考えて見ると、専門性の極めて高い領域ではありますが、実は主観的な健康観や体調、痛みの度合いや満足感や思考のくせ、嗜好などについては、自分自身のことについてであり、患者自身が最も理解しているのではないでしょうか。医師をはじめとする医療の専門家は、病気や治療に関するエキスパートですが、患者の心理傾向や細かな心身の調子については、患者自らが心身から発する様々な情報を脳で受け取っており、最も司令塔としては患者自身が適任者であるということに気づき始めたのです。つまり、最善の治療結果には、患者自身も積極的に参加することが求められる新しい医療の時代になったと言えると思います。生活習慣病などの毎日のライフスタイルが直接病気の予防や健康増進に繋がること、患者になっても、心身の安寧は病気の回復や戦うエネルギーを養うこと、十分に医療に参加することの方が医療のすべてにおいてよい方向につながることに私達人間は気づいてしまったと言えるのではないでしょうか。

　まだまだ時間はかかるかと思いますが、数学や社会科の学習と同じく、医学を志すかどうかに関係なく、今ここにこの地球上に生きて、活動していることの神秘について、また人間が生きている状態とはどのような状態なのか、ストレスを

感じると生体はどのように反応するのか、医療制度の国による違いなどについてはすべての人間が学び、知識を得、考えることが必要なのではないでしょうか。そのような積極的な学習をする人間こそ「賢い医療消費者」ではないでしょうか。医療と経済の関係も現代医療においては知っておかなければならないのです。高額な医薬品はお金がなければ手に入れられず、その国の保険制度によっては、十分な医療サービスが受けられないのです。医師も人間であり、どのような患者に対しても慈悲の心や優しさを与えるのが理想ですが、残念ながら倫理観の違いには罰則はありません。このように、賢い医療消費者が知らなければならないことは実はたくさんあるのです。本書はそのうちのほんの一部しか紹介できていませんが、本書をきっかけに関心をもっていただき、人類の歴史において最も賢い医療消費者に是非なっていただきたいと思います。

　最後に、「賢い医療消費者に求められる7か条」についてご紹介してしめくくりたいと思います。

【賢い医療消費者に求められる7か条】

1. 宇宙の神秘に思いを寄せる

　人間を創造したのも宇宙であり、宇宙は未知と神秘に満ち溢れているということは、人体も未知の部分がたくさんあり、神秘的な存在なのです。病気や健康の領域を考える際にも、人間は元の宇宙の一部で生きているという大きな視野に立つこと、まだまだすべてが解明されているわけではなく、神秘的な部分も少なくないのが人間の本質であることについて、時には思いを寄せることが賢い医療消費者には必要です。

2. 自然に生かされていることを知る

　毎日の天気予報を聞いて、私達は厚着したり水分補給したりと、その日の活動範囲を決め、様々な対策を取っています。気温や天候に左右され、毎日を過ごし

ていること、人間が必要とする酸素は植物の働きがなければならないこと、毎日の栄養源である食事も食物連鎖によって様々な動植物がいるから満たされていることなどに対する理解と認識が必要です。どんなにテクノロジーが進歩しても、社会が複雑になっても、この自然の生態系の中で生きるということは変わらないということについて、賢い医療消費者が十分に理解していることが求められます。

3．制度は人間社会が作り出したものであり、変えることができるということを理解する

昨今、世界中で注目されているユニバーサル・ヘルス・カバレッジ（UHC）のお手本は、日本の皆医療保険制度であることを考えてもわかるように、人々にとってより好ましく優れたヘルスケアシステムについて患者自身も考え、意見していくことは今後重要になってくることと思われます。世界に誇るヘルスケアシステムである日本の医療を取り巻く諸環境は、次第に大変厳しくなってきています。病気になるということは、どのような人間も弱気で休養を必要としている時です。そのような心身ともに休養が必要な時に、経済事情を考え、十分な医療を受けられなかったり、十分に治療に専念できない社会の仕組みには問題があるということについてしっかりと認識し、制度や仕組みは他の誰でもなく、私達人間が創り出してきたことを忘れずに、考え、意見していくことも賢い医療消費者には今後ますます求められてくることでしょう。

4．自己に対する理解を深め、自己の最もよき理解者になる

病気にも様々な種類や症状があり、原因も種々あります。しかしながら、突然の事故や災害など以外においては、毎日の心身の状況が少なからず、病気の発症や治癒に影響していることを考えると、自己に対する理解は大変重要であると言えます。客観的に考えて、自己の性格にはどのような特徴があるのか、どのような癖があるのか、冷静に考えても無理のない考え方をしているか、どのようなことが重なると体調を崩しやすいか、など自己の心と体の両面に関し、感度を高め、

おわりに——賢い医療消費者に求められる7か条

冷静に分析する姿勢が賢い医療消費者には備わっていることが求められます。自らをしっかりと観察し、分析することができればそのことは病気やストレスに打ち勝つのに大変役立つはずですし、自己決定をする際にも後悔しない意思決定につながることと思います。

また、理想通りに仕事が出来ない、予定通りに事が運ばないということも長い人生の中では少なくないはずです。しかしながら、自己を一番理解しているのが自分自身ならば、自己の最もよき理解者になることが必要です。できない自分を責めたり、焦る自分が許せなかったりと、頭で考える自分と自然体の自分自身にギャップがあることも含め、まるごと自分自身を信じてあげることが時には必要です。思い通りにリハビリが出来ない、前向きに考えようとしても病気のことが心配でなかなか上手く行かない時にも、賢い医療消費者ならば、自分自身のよき理解者として、見守り、次第に元気を取り戻すことを待つ姿勢も求められます。

5．壮大な歴史の上に今日が積みあげられていることを理解する

生きることに対する思いは古代から続いている永遠のテーマです。医学の進歩についても、どの時代においても大変熱心に行われてきました。今日では、すでに否定されている事実や考え方も少なくないですが、脈々と受け継がれてきている思考や知恵、アプローチの仕方については一考の価値があるかもしれないということに対する気づきが賢い医療消費者には必要です。今日の進歩は突然もたらされたわけでは決してなく、これまでの気の遠くなるような永い歴史の上に積み重ねられてきた事柄が多いことに対して、理解を深めることが重要です。歴史を紐解いていくと、解釈によっては現代に共通するような事実が発見されるかも知れませんし、わずかな応用で新たな流れを作ることができるかもしれません。賢い医療消費者は歴史に寛容で関心を持つことも時には必要でしょう。

6．人間は知的な存在であることの確認と倫理感を大切にする

世の中には納得のいかないことだらけで、怒りや苛立ちが収まらないことも少

なくないでしょう。10人が10通りの考え方ややり方を通そうとすると、様々な摩擦や衝突が起きるのは当然です。しかしながら、人間という素晴らしい生き物は、とても知的な存在であり、協調性があり、思いやる優しい心を持った生命体であることを今一度思い出すことが必要です。そのことによって地球上で生き延びてきたと言えます。残念ながら、怒りや不満などは病気の治療などにおいてプラスには働かないことが多いようです。

また、医師をはじめとする医療者にとっては、病んでいる患者を癒し、治すという崇高な倫理観を持つことは大変重要であり、患者とその家族を大切にする、患者の立場になって真剣に治療について考え、自身の最大限の能力を惜しみなく発揮する、病気を憎んで人を憎まない精神で患者の不安を取り除くよう真摯に対応する医療者を賢い医療消費者は見抜ける力が必要です。賢い医療消費者が増えることにより、倫理観の高い医療者が増えることが期待されます。

7．時間を大切にし、好奇心を持ち続け、生かされていることに感謝する

どんなに昨晩に辛い事実があっても、どんなに忙しい1日であっても、太陽の自転に伴い、朝日は必ず昇ってきます。どんなに焦っても1日は24時間、どんなに後悔しても昨日にはリセットできないのがこの世のルールです。1日24時間という時間をどのように使うかは、自分自身にかかっています。もちろん標準的で習慣的な決められた毎日の労働や行動があり、それほど大きく変化させることは難しいかもしれません。しかしながら、毎日数時間の自由な時間をどのように使うか、どのようなことを考えるかは全く自由です。患者役割を果たしながら、苦しみや痛みと戦い、病院のベッドの上で過ごすことは大変つらく、苦しいものです。しかしながら、どのような状況のどのような事態においても、賢い医療消費者は、好奇心を持ち続け、今日今この瞬間に生かされていることに感謝することができるのです。

これらの7か条はどれもが、医療についてあまり具体的でないということを感じた方も少なくないと思われます。実は、賢い医療消費者とは、言い換えると、

おわりに──賢い医療消費者に求められる7か条　197

「生き方上手の達人」と言えるかも知れないのです。時間とお金をできるだけ健康に役立つように使い、病気になっても決して病気だけに集中せずに、ダイナミックに人間を俯瞰することができることが、セルフヒーリングであり、セルフケアであり、セルフメディケーションなのです。

　本書の内容もできるだけわかりやすく説明したつもりですが、やや難解な表現の部分もあったかもしれません。どこかの部分に関心を持っていただけたら、そこからまた知的好奇心の冒険に出て探求し、より賢い医療消費者になって欲しいです。

あとがき

　本書のタイトル及び構成を考えてから書き上げるまで随分月日が経ってしまった。私達の生活を取り巻く様々な環境が次々と変貌を遂げ、また医療を取り巻く諸環境も変化を続けており止まる気配がない。十分整理し、落ち着いてからと思っていたが、出来るだけこの目まぐるしく変化する今の時代を多くの人々が賢く生き抜いていただくために少しでもお役に立てればと思い、十分に精錬された内容ではないが一度まとめてみた。できれば読者の皆様から様々なご意見やご指導を賜りながら今後修正を加えていければと思う。

　着想から完成までの一連の執筆過程において、慈愛と寛大な心で見守って下さった松田健二社会評論社社長にまずは心より御礼申し上げたい。また埼玉学園大学大学院経営学研究科奥山忠信教授には本書作成に当たり様々なご指導を賜った。厚く御礼申し上げたい。自身の能力不足による誤字や表現の至らぬところに関しても、丁寧に編集作業を遂行して下さった社会評論社新孝一氏には心より感謝の気持ちを伝えたい。

　人生ある程度生きてきたつもりであるが、精神修行が十分ではないため、執筆中には家族に多大なる迷惑をかけた。紙面を借りて謝りたい。心より家族を愛している。

　地球上の平和とすべての人々の幸福を祈って。

参考文献

貝原益軒著、伊藤友信訳、養生訓、講談社、2013

アレクシス・カレル著、渡部昇一訳、人間この未知なるもの、三笠書房、2011

W.B. キャノン著、舘鄰、舘澄江訳、からだの知恵——この不思議なはたらき、講談社、2012

アレクシス・カレル著、田隅恒生訳、ルルドへの旅——ノーベル賞受賞医が見た「奇跡の泉」、中公文庫、2015

藤田紘一郎監修、ミネラルウォーターの処方箋、日東書院、2007

ジョセフ・ウッドマン著、斉尾武郎監訳、メディカルツーリズム——国境を超える患者たち、医薬経済社、2008

日本サプリメント協会著、NPO 日本抗加齢協会監修、サプリメント健康事典、集英社、2015

ケン・ヴェルニ著、中野信子監訳、図解マインドフルネス——しなやかな心と脳を育てる、医道の日本社、2016

日野原重明、井村裕夫監修、看護のための最新医学講座第 33 巻　Alternative Medicine、中山書店、2002

Josef Woodman, Patients Beyond Borders world edition, Healthy Travel Media, 2015

厚生労働統計協会、国民の福祉と介護の動向、Vol 64, No.10、2017

厚生労働統計協会、国民衛生の動向、Vol.64, No.10、2017

和田文緒著、アロマテラピーの教科書、新星出版社、2013

ルチャーノ・ステルペローネ著、小川熙訳、医学の歴史、原書房、2011

香川芳子監修、食品成分表　2016、女子栄養大学出版部、2016

Patrick　Holford, The Optimum Nutrition Bible, Piatkus Books, 2012

NPO 法人日本医療ソーシャルワーク研究会編集、医療福祉総ガイドブック 2017 年度版、医学書院、2017

薬事衛生六法、薬事日報社、2016

池谷裕二監修、脳と心のしくみ、新星出版社、2016

Penelope Ody,　The Chinese Medicine Bible, Sterling Publishing Co.,2010

John K.Walton edited, Mineral Springs resorts in Global perspective-Spa Histories, Taylor & Francis, 2014

医療情報科学研究所編集、公衆衛生がみえる、2016 － 2017、メディックメディア、2016

Raghbendra Jha, Raghav Gaiha, Anil B.Deolalikar eds.　Handbook on Food-Demand, Supply, Sustainability and Security, Edward Elgar, 2014

ハワード・ブローディ著、伊藤はるみ訳、プラシーボの治癒力、日本教文社、2004

Albert Amao, Healing without Medicine from Pioneers to Modern practice, Quets Books Theosophical Publishing House, 2014

小山田眞哉、タナベ経営食品・フードサービスコンサルティングチーム編、本当は"おいしい"フードビジネス、ダイヤモンド社、2015

David B .Agus, The End of Illness, Free Press A Division of Simon & Schuster, Inc., 2011

イチロー・カワチ著、命の格差は止められるか、小学館、2013

真野俊樹著、健康マーケティング、日本評論社、2005

近藤克則編著、ケアと健康、ミネルヴァ書房、2016

ケリー・ターナー著、長田美穂訳、がんが自然に治る生き方、プレジデント社、2014

一般社団法人食品表示検定協会編著、食品表示検定認定テキスト・中級、ダイヤモンド社、2017

Erwin H. Ackerknecht, A Short History of Medicine, Johns Hopkins University Press, 2016

キャロル・ライトバーガー著、鎌田裕子訳、感情地図——心と身体を元気にする最高の方法、ビジネス社、2014

福士審、内臓感覚、NHK 出版、2007

一戸真子著、ヘルスケアサービスの質とマネジメント - 患者中心の医療を求めて、社会評論社、2012

一戸真子編、国際看護——言葉・文化を超えた看護の本質を体現する、学研、2016

本間良子、本間龍介、心と脳の不調は副腎ケアで整える、祥伝社、2016

ペネロペ・ルイス著、西田美緒子訳、眠っているとき、脳では凄いことが起きている、合同出版、2015

E. ハウエル著、今村光一訳、医者も知らない酵素の力、中央アート出版社、2016

ディッキー・フュラー著、竹内進一郎監訳、酵素の治癒力、現代書林、2012

学研、Nursing Canvas, Vol.4, No.11, 学研メディカル秀潤社 ,2016

デヴィット・クリスチャン、シンシア・ストークス・ブラウン他著、長沼毅監修、石井克弥他訳、ビックヒストリー——われわれはどこから来て、どこへ行くのか、明石書店、2016

会社四季報　業界地図、東洋経済新報社、2018

日経　業界地図、日本経済新聞出版社、2017

米国医療の質委員会／医学研究所、医療の質——谷間を越えて 21 世紀システムへ　A New Health System for the 21st Century, 日本評論社、2002

Norman Shealy, The Illustrated Encyclopedia of Healing Remedies, Harper Collins Publishers Ltd.2002

Andrew Weil, National Geographic Guide to Medical Herbs, National Geographic Society, 2010.

Shinko Ichinohe, Alternative Medicine & Health Promotion, Asian Perspectives and Evidence on Health Promotion and Education, Takashi Muto, Toshitaka Nakahara, Eun Woo Nam eds., pp 87-98, Springer, 2011

Shinko Ichinohe, Balneotherapy as Active Health Promotion in Japan, Journal of Medical Research and Science, Volume 2, No.2, pp.5

日本一般用医薬品連合会　http://www.jfsmi.jp

日本メディカルハーブ協会　http://www.medicalherb.or.jp

日本酵素栄養学協会　http://www.n-kouso.org

日本園芸療法士協会　http//:www.engeiryohoshi.or.jp

American Horticultural Therapy Association (AHTA)　http://www.ahta.org

Joint Commission International　http://www.jointcommissioninternational.org

卒後臨床研修評価機構 http://www.jce-pct.jp

日本医学教育財団　http://www.jme.or.jp

内閣府ホームページ　http://www.cao.gp.jp

厚生労働省ホームページ　http://www.mhlw.go.jp

環境省ホームページ　http://www.env.go.jp

消費者庁ホームページ　http://www.caa.go.jp

国立健康・栄養研究所　http://www.nibiohn.go.jp

日本睡眠学会　http://www.jssr.jp

日本アロマ環境協会　http://www.aromakankyo.or.jp

Delta Society　http://www.deltasociety.org

外務省　http://www.mofa.go.jp

農林水産省　http://www.maff.go.jp

経済産業省　http://www.meti.go.jp

文部科学省　http://www.mext.go.jp

総務省　http://www.soumu.go.jp

World Medical Association　https://www.wma.net

National Institutes of Health　http://www.nih.gov

医薬品医療機器総合機構　https://www.pmda.go.jp

日本医療安全調査機構（医療事故調査・支援センター）https://www.medsafe.or.jp

医療安全支援センター　http://www.anzen-sien.jp

American Academy of Anti-Aging Medicine https://www.a4m

National Canter for Complementary and Integrative Health https://nccih.nih.gov

日本温泉協会　https://www.spa.or.jp

United Nations　http://www.un.org

国際連合広報センター　http://www.unic.or.jp

United Nations Educational Scientific and Cultural organization https://en.unesco.org

日本統合医療学会　http://www.imj.or

National Center for Complementary and Integrative Health https://nccih.gov

American Association of Naturopathic Physicians https://www.naturopathic.org

Bayer　https://www.bayer.de

日本マインドフルネス学会　http://www.mindfulness.jp.net
日本音楽療法学会　http://www.jmta.jp
資生堂　http://www.shiseido.group.jp
日本アニマルセラピー協会　http://animal-assisted-therapy.com
日本化粧療法協会　http://m-therapy.jp
日本ミネラルウォーター協会　http://www.minekyo.net
和食文化国民会議　https://washokujapan/jp
GAP 普及推進機構　http://www.globalgap.jp

索引

[ア行]

アドレナリン／28, 89, 90, 94,105

アニマルセラピー／48, 112, 113

アミノ酸／21, 22, 26, 30, 35,

アーユルヴェーダ／46, 48, 153, 155-157

アロマテラピー（アロマセラピー）／45, 48, 102, 103, 106

意思決定／9, 11, 13, 15, 34, 117, 120, 146, 169-171, 196

医師の倫理観／11, 100, 149, 194, 197

医師法／137, 149, 150

医食同源／13, 15

一般用医薬品／66-68, 74, 75

医の国際倫理綱領／167

医の倫理／100, 164, 168

医薬品／20, 35, 41, 45, 50, 52, 54, 57, 58, 60, 67, 68, 73, 75, 76, 123, 140, 169, 173, 194

医薬品、医療機器等の品質、有効性及び安全性の確保等に関する法律（医薬品医療機器法）／57,60, 73, 140,

医薬部外品／41, 57-59

医療安全／132-134, 172, 173, 180, 181

医療安全支援センター／132,133

医療機器／57, 58, 60, 123, 124, 140

医療機能／129,135, 136, 144, 171, 172, 177

医療機能情報提供制度／171

医療サービス／11, 117-119, 121-125, 127, 128, 139, 141-143, 168-170, 172, 175, 176, 179, 194

医療事故／130, 132, 139, 172, 173, 174

医療事故調査／173, 174

医療システム／169, 170

医療従事者―患者関係／10, 163

医療消費者／9-11, 13, 18, 21, 38, 69, 73, 76, 77, 84, 117, 118, 124, 135, 172, 175, 181, 193-198

医療のグローバル化／175

医療の質／149, 151, 166, 169-171

医療費／69, 75, 77, 119, 120, 175, 177, 183

医療法／127-135, 173

医療保険制度／11, 120, 121, 123, 195

医療用医薬品（処方薬）／62, 67, 68, 76

院内感染／172, 186, 187

インフォームド・コンセント／124, 131, 132, 171, 173, 177

ウィルス／104, 105, 108, 182, 184, 190, 191

栄養機能食品／34-36

栄養サポートチーム／148

栄養素／13, 16, 21, 23-25, 29, 30, 32, 57, 111

エネルギー源／21, 23, 24, 29

エビデンス（科学的根拠）／34-36, 47, 48, 101, 109, 112, 114, 144, 146, 156, 162, 170

エボラ出血熱／181-186

園芸療法／48, 115, 116

お任せ医療／11, 69, 76, 117

音楽療法／46, 48, 113, 114

温泉療法／48, 161, 162

[カ行]

介護給付／126

外国人患者受入れ医療機関認証制度／176, 179

介護保険制度／125, 126

介護保険法／125-129, 141

外来機能／144

外来部門／144, 145

加工食品／18, 35, 36, 38-40

下垂体／28, 85-87

家庭用品／72

患者安全／170, 180

患者中心／47, 131, 170, 172

患者の権利／163-165, 167, 198

患者のニーズ／137, 138, 170

患者申出療養制度／123, 124

感染症／46, 53, 93, 135, 138, 148, 181-185, 187, 190

感染症の予防及び感染症の患者に対する医療に関する法律（感染症法）／183

機能性表示食品／34-36

休養／10, 13, 80, 82, 95, 107-109, 195

共助／119

ギリシャ医学／157, 158

グローバルGAP／38, 39

グローバルスタンダード／37, 50, 170, 177

ケアマネージャー／143, 144

化粧品／41, 57-60, 69, 70, 72, 73, 107, 115

化粧療法／114, 115

健康サポート薬局／73-75

健康食品／34-36, 55, 74, 75

元素／21, 25, 26, 28,190

検体検査／146

高額療養費制度／121

交感神経／85, 88-90, 94, 101

後期高齢者医療制度／121, 122

公助／119, 120

酵素／21, 22, 24, 26, 28-31

後発医薬品（ジェネリック医薬品）／68,

69

五感／100-102, 106, 113, 156, 171

国際衛生管理基準／38

国際認証／38, 39

国民医療費／123

国民皆保険制度／11, 120, 123

五大栄養素／21

コルチゾール／83, 90, 93, 94

コレステロール／18, 23, 28, 31, 54, 88, 89, 94, 112

根拠に基づく医療／146

[サ行]

再興感染症／182

サニタリー・ライフケア商品／69, 73

サプリメント／10, 13, 34-36, 48, 50, 75

三大栄養素／21, 29

GIマーク／41, 42

自己治癒力／49, 82

脂質／18, 21-24, 29-31, 33, 87, 92

自助（セルフヘルプ）／119

視床下部／85-87

自然治癒力／49, 81, 102

自然療法／45, 49, 102

質保証／39

脂肪／16, 22, 23

脂肪酸／18, 22, 23, 35

社会保険制度／120, 125

社会保険方式／125, 126

社会保障／69, 118, 119, 164

社会保障制度／118-120, 128

脂溶性ビタミン／22, 29, 31, 32

食育基本法／16

食品衛生管理／36-38

食品機能性表示制度／34
食品成分表／16, 17
植物療法／45, 103
食物繊維／18, 24, 25
自立支援／97, 125
自律神経／85, 101, 113
新興感染症／182
診療所／13, 14, 93, 121, 130, 131, 134, 135, 143, 171, 173, 175
診療の質／137, 147-149, 151
診療報酬／11, 122, 141, 148
診療報酬制度／120, 122, 136
スイッチOTC医薬品／75, 76
水分／18, 19, 21, 33, 194
睡眠／10, 46, 83, 107-109, 114, 145, 159
水溶性ビタミン／29, 30
ステロイドホルモン／89, 94
ストレス／10, 54, 79, 80, 82-84, 87, 93, 94, 100, 101, 108, 160, 161, 193, 196
スーパーホルモン／93, 94
生活習慣病／14,16, 27, 49, 108, 153, 193
生活の質・生命の質（Quality of Life）／14, 47, 107, 113, 148
精神科リエゾンチーム／148
生体検査／146
生物多様性／188, 189
精油（エッセンシャルオイル）／41, 45, 53, 55, 102-107, 158
精油成分／106, 107
西洋医学／14, 47, 48, 153
世界保健機関（WHO）／20, 37, 46, 76, 110, 186
セルフケア／10, 36, 57, 58, 60, 84, 101, 157, 198

セルフ・ニュートリション／117
セルフヒーリング／10, 198
セルフメディケーション／10, 13, 68, 74-76, 117, 198
セルフメディケーション税制／75, 76
先進医療／49, 123, 124
選定療養／123, 124, 172
先発医薬品／68, 69
相補（補完）・代替医療／14, 47
卒後臨床研修／137, 151
卒後臨床研修評価機構／150, 151, 177

[タ行]
第一種感染症指定医療機関／183
ダイエタリーサプリメント／34, 35
第二種感染症指定医療機関／183
炭水化物／18, 21, 24, 30
たんぱく質／19, 21-24, 26-30, 84, 87, 88, 90, 91, 190
地域医療支援病院／133, 134
地域支援事業／126, 128, 129
地域における医療及び介護の総合的な確保を推進するための関係法律の整備等に関する法律（医療介護総合確保推進法）／127-129, 131
地域包括ケアシステム／127-129, 135, 141
地域包括ケアセンター／126
チーム医療／137, 147, 173
中国（伝統）医学／46, 48, 53, 153, 154,156, 157
地理的表示（GI）／40-42
地理的表示保護制度／39, 40
定期巡回・随時対応型訪問介護看護／127, 141

ディーセント・ワーク／97

電子カルテ／172, 173

伝統医療（伝統医学）／46-49, 153, 155, 157, 158

統合医療／47-49

糖質／18, 23, 24, 29, 30

特定感染症指定医療機関／183

特定機能病院／133, 134

特定保健用食品（トクホ）／34, 36

ドーパミン／89, 91, 94

ドラッグストア／36, 52, 55, 59, 60, 72, 75, 77

[ナ行]

日本食品標準成分表／16-18

日本標準商品分類／69

認知症高齢者／114, 128, 143

ノルアドレナリン／89, 90, 94

ノンレム睡眠／108

[ハ行]

微生物／20, 28, 33, 37, 146, 191

ビタミン／18, 21, 29, 30, 35, 62

ヒポクラテス／51, 81, 100, 103, 157, 158

病院／13, 14, 121, 123, 124, 130-135, 139, 141, 143-145, 149-151, 168, 171-177, 179, 180, 183, 187, 193, 197

評価療養／123, 124

病床機能報告制度／127, 129, 135

病棟・病棟機能／135, 144-146, 148

日和見感染／187

ヒーリング／10, 103, 115, 198

ヒーリングビジネス／100, 101

ファイトケミカル／32, 33

副交感神経／85, 101

副腎／31, 47, 85, 89, 93, 94

副腎髄質／89, 90, 93, 94

副腎皮質／66, 76, 86, 87, 89, 90, 93, 94, 108

フラワーエッセンス／45

ベスト・プラクティス／136, 168

ヘルスケアサービス／115, 117, 118, 123, 127, 179

ヘルスケアシステム／13, 117, 118, 120, 122, 129, 153, 170, 181, 195

訪問介護／126, 127, 129, 141

訪問看護／126, 127, 129,141, 143

保健機能食品／34

ホメオスタシス／80, 82, 94, 95

ホルモン／21, 23, 84-87, 89-94, 101, 104, 105, 108, 113

[マ行]

マインドフルネス／82-84

ミネラル・無機質／18, 20, 21, 25, 26, 35

民間療法／45-48, 54

メディカルツーリズム／174-176

メディカルハーブ／13, 45-47, 49-52, 54, 55

免疫・免疫力／31, 32, 94, 101, 105, 108, 113, 146, 187

[ヤ行]

薬事法／57, 59, 60, 66-68, 123, 140

薬局方／51, 59

ユナニ医学／157, 158

ヨーガ／48, 83, 101, 110, 156, 157

要指導医薬品／67, 68, 74, 75

予防給付／126, 129

[ラ行]

ライフスタイル／9-11, 14, 117, 193

リラクゼーション／13, 79, 102, 106, 115

リラクゼーションビジネス／80

臨床研修／137, 149-151, 177

臨床研修病院／137, 150, 151

レム睡眠／108

[ワ行]

ワーク・ライフ・バランス／94, 95

和食／42, 43

[欧文]

HACCP（ハサップ）／36-38

JCI（Joint Commission International）／177, 179, 180

［著者紹介］

一戸真子（いちのへ・しんこ）

埼玉学園大学大学院経営学研究科　ヘルスケアサービス・マネジメント教授
東京大学大学院医学系研究科博士課程修了、博士（保健学）
専門　医療・健康管理学、医療・健康経営学
日本学術振興会特別研究員、東京大学医学部客員研究員、日本医療機能評価機構研究開発
部客員研究員、北海道医療大学講師、高崎健康福祉大学助教授、
上武大学看護学部教授、同大学教育研究センター長などを経て現職
卒後臨床研修評価機構評価委員、同サーベイヤー
外国人患者受入れ医療機関認証制度認定調査員
群馬県公害審査会委員、伊勢崎市民病院経営検討委員会委員
Oxford Round Table Forum on Public Policy Board Member
Harvard Macy Institute Leading Innovation in Health Care and Education Project Member
Women's Leadership Symposium in Oxford Advisory Council Member
Education Research Symposium at Oxford Advisory Council Member

【主な著書】

『ヘルスケアサービスの質とマネジメント』（単著、社会評論社、2012 年）／『国際看護』（編者、学研、2016 年）／『保健・医療・福祉の総合化』（共著、光生館、1997 年）／『福祉国家の医療改革』（共著、東信堂、2003 年）／『教養としての生命倫理』（共著、丸善出版、2016 年）／『看護学概説』（共著、NHK 出版、2016 年）／『健康と社会』（共著、NHK 出版、2017 年）／『新・生き方としての健康科学』（共著、有信堂、2017 年）／『The Path to Productive Aging』（共著、Taylor & Francis Publishers、1995 年）／『Asian Perspectives and Evidence on Health Promotion and Education』（共著、Springer、2012 年）

賢い医療消費者になるために
セルフヒーリング、セルフケア、セルフメディケーション

2018 年 3 月 25 日　初版第 1 刷発行

著　者＊一戸真子
装　幀＊後藤トシノブ
発行人＊松田健二
発行所＊株式会社社会評論社
　　　　東京都文京区本郷 2-3-10
　　　　tel.03-3814-3861/fax.03-3818-2808
　　　　http：//www.shahyo.com/
印刷・製本＊株式会社倉敷印刷

Printed in Japan

ヘルスケアサービスの質とマネジメント 患者中心の医療を求めて

●一戸真子

A5判★2800円

謎の多い人体に対し、最善の治療をすることには、どのようなことが重要であるのか。さまざまな医療場面において、質に影響を及ぼす各因子を解析し、そのトータルな視点を究明する。(美本なし)

介護現場における医療ケアと介護職の不安

●佐々木由恵

A5判★1800円

介護職員の多くが法の規則と事業者の方針などの板挟みとなっている。介護現場における医療的ケアの実態把握調査結果にもとづき、介護職を取り巻く諸制度を整理し、考察と提言を加える。

【増補改訂版】国策と犠牲
原爆、原発 そして現代医療のゆくえ

●山口研一郎編著

四六判★2700円

原子力兵器・原発、科学技術・先端医療をめぐる「国策」は私たちの生活(くらし)と生命(いのち)になにをもたらしたのか。その現状と問題性を照射するシンポジュウムの記録。

自閉症とこどもの心の研究

●黒川新二

四六判★1800円

21世紀の精神医学は、心の現象の研究をただ整理することですませて、背景にある心の過程の研究を避けている。人間の心の理解は停滞し、あるいは、後退しつつある。若い読者のために。

不登校とは何であったか？
心因性登校拒否、その社会病理化の論理

●藤井良彦

A5判★2600円

「不登校」現象とはあたかも心因性登校拒否が脱病理化されたかの如く錯覚することで現出する仮象に他ならず、「不登校」問題とはそうした仮象を現象と錯覚することにより生じる疑似問題である。

私たちの津久井やまゆり園事件
障害者とともに〈共生社会〉の明日へ

●堀利和編著

四六判★1800円

2016年7月26日早朝、相模原市の障害者施設で同所の元職員によって46人が殺傷された「津久井やまゆり園事件」が起こった。この衝撃的事件は私たち一人ひとりに何を突きつけたのか。

障害者が労働力商品を止揚したいわけ

●堀利和

四六判★2300円

「能力身分制市民社会」である資本主義社会を根本的に変革し、「共生・共働」の理念を実現する社会をどのように創りあげるのか。障害者の労働問題を基軸に、その実践的思想的課題を提起する新経済社会論。

ココロピルブック
抗精神病薬・抗うつ薬・抗不安薬・睡眠薬・気分安定薬データベース

●相田くひを

四六判★1900円

『薬ミシュラン』のメイン著者、相田くひをが16年の時を経て、神経科・心療内科で処方されるココロのお薬を新たに徹底解析。患者が医者に聞きづらい、薬の個性や特徴、歴史的由来や関係性が分かる。

表示価格は税抜きです。